間違いだらけの食物アレルギー情報

眞鍋　穣

芽ばえ社

はじめに

私は、35年ほど前から大阪の保育運動に関わって保育園でのアレルギー食（除去食）を保育士調理師栄養士と議論協力して取り組んできました。

医師の指示書に基づくアレルギー食の提供、一定期間の除去のあと医師がチャレンジして摂取可能な食品を給食でも提供していくという方法は、栄養士保育士調理師の努力のもと30年以上の実践に裏づけられた適切な対応で、アレルギー児がみんなと一緒に給食を楽しく食べるという基本を追求したものです。

しかし、複合汚染と食料の自給率世界最低となる輸入自由化を背景に、食物アレルギーが増加し続け、小麦アレルギーなど対応が難しい現状に対して、国は給食にたいする対策費を増やすどころか、むしろ削減して給食調理の現場は大変困難な状況に追い込まれてきました。

この現場の悲鳴を逆手にとって安全第一をスローガンに国から示されたものが完全除去か完全解除かであり、さらに、「アレルギー専門家」から示されたものが、食物アレルギーの増加の背景を除去に求めるという、原因と結果をひっくり返した主張です。

最近の論文や学会発表で目立つ〝とにかく早く離乳食を開始すればアレルギーにならない〟とか、〝食物アレルギーがあっても症状が出てもとにかく食べたら治る〟と受けとめられる考え方については、保育現場と長年にわたって関わってきたものとして、驚くというより怒りを感じています。

本書を読んで、現場の事実を無視した、子どもたちをモルモット扱いするＲＣＴ（randomized control trial ＝無作為対照試験）至上主義に惑わされない、事実を冷静に見る大切さを学んでいただければ、幸いに思います。

眞鍋 穣

間違いだらけの食物アレルギー情報　もくじ

イラスト●本田清美
カバーデザイン●020スタジオ
図表作成●一生社（一部を除く）

1 そのピーナッツ情報は本当？

——事実と現実に基づく正しい判断のために

「ピーナッツを早く食べたら ピーナッツアレルギーにならない」は本当か？

最近、新聞やテレビなどで、「ピーナッツを早くから食べさせるとピーナッツアレルギーにならない」という考えが紹介されています。たとえばＮＨＫでは、次のような報道をしていました。

「アレルギー体質の４～11カ月の乳児に、ピーナッツを与えるか与えないかで比較すると、与えたグループでピーナッツアレルギーの頻度《ひんど》が少なかった。したがって、ピーナッツを早く与えると、ピーナッツアレルギーを予防できる。」

この報道のもととなった論文[1]（"N Engl J Med" というアメリカの著名な医学雑誌掲載、著者ギデオン・ラック氏〈Gideon Lack〉ら）を読んでみると、たくさんの落とし穴がありました。対象に選んだ乳児（ひどい湿疹《しっしん》があり、アレルギー体質と考えられる赤ちゃん）に偏《かたよ》りがあるのです。

この研究の一番の問題は、すでにピーナッツアレルギーを発症していると考えられる赤ちゃんは、はじめから除外しているということです。

まず、生後４～11カ月の間の小児でピーナッツについて皮膚《ひふ》のテスト（ＳＰＴ＝Skin Prick Test、皮膚のプリック*テスト）をして、４㎜を超えて腫《は》れる赤ちゃんをはじめから除外し

＊プリックテスト……出血しない程度に皮膚に小さな傷をつけ、そこにアレルゲンの原液をおき、反応をみるテスト。

ています。また、ピーナッツを与えて症状が出る人も除外して「除去群」に入れています。これによって当然、ピーナッツを投与される対象として残った群はピーナッツアレルギーが0になっています（Per protocol解析）。

もう少し詳しく見ます。不思議なのは、ひどい湿疹があるとして集めたはずの834人中76人が皮膚テスト（プリックテスト）4㎜を超えて陽性という理由で、さらに、118人は「湿疹が重くない」との理由で、結局、計194人を除く640人を対象に実験していることです。

そして、皮膚テストでわずかに発赤《はっせき》しているグループ、発赤しないグループそれぞれで（少しピーナッツを食べても症状が出ない

●アレルギーを発症していると考えられる乳児は除外？

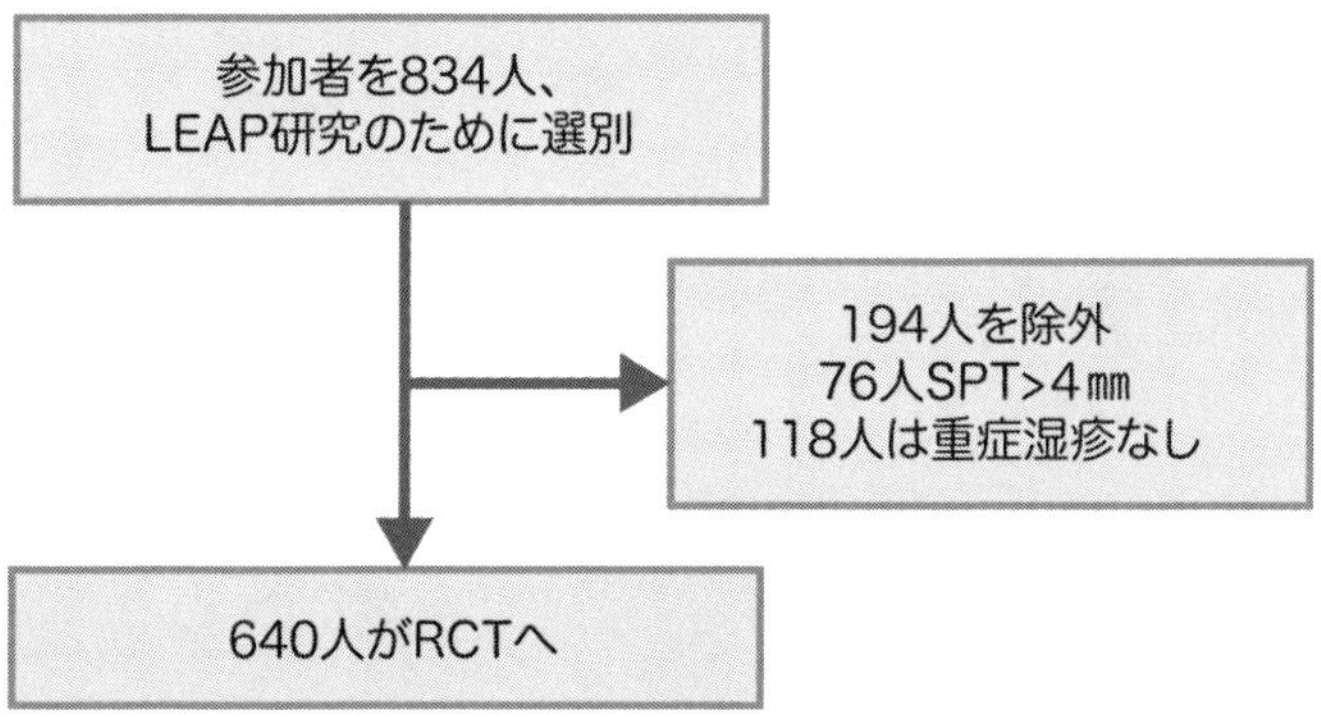

(Randomized Trial of Peanut Consumption in infants at Risk for Peanut Allergy George Du Toit et al N Engl J Med 2015;372:803-13)

「ピーナッツを早く与えるとピーナッツアレルギーを予防できる」という主張の根拠となった論文には落とし穴が…。対象に選んだ乳児に偏りがあり、アレルギーを発症していると考えられる赤ちゃんははじめから除外されていた。この研究を著者らは “Learning Early about Peanut Allergy Study”（LEAP研究）と呼んでいる。　※ＲＣＴ（randomized control trial ＝無作為対照試験）

人を選んで）、ピーナッツを食べさせるグループと食べさせないグループに分けて実験をします。その結果、食べさせたグループのほうがアレルギーになる人が少なかったというものです。

したがって、この論文でわかった大切なことは、次のとおりです。

まず第一に、ピーナッツをはじめて与える前に生後4～11カ月で、すでにピーナッツアレルギーは成立している、という事実です（これは、「経《けい》母《ぼ》乳《にゅう》*感《かん》作《さ》」の重要な事実の一つと考えられますが、このことは後ほど説明しましょう〈27ページ参照〉）。

第二に、食べても症状が出ないグループでは食べたほうがいいということです。

食べて症状の出る子どもは、はじめから除去群に入れているのですから、食べればピーナッツアレルギーにならないとか、治るとか、そういう話ではありません。この論文については、世界的にも多くの批判が出ていますが、それを無視してＮＨＫが報道しました。報道をうのみにして、赤ちゃんにピーナッツを与えるのは危険です。

そのことについては、イスラエルで有名なピーナッツオイルコーティングスナックの「バンバ」（左ページの写真）を、赤ちゃんがはじめて食べてアレルギー症状が出ることがあるので注意が必要だとの報告からも明らかですので、後で紹介しましょう。

＊感作……アレルギーの原因となる物質に対し抗体がつくられ、次にその物質（アレルゲン）が体に入ったときにアレルギー反応を起こす状態にあること。

報告の問題点は？

そもそもこの〝ピーナッツを早く与えろ〟論文が出された背景を紹介しましょう。ギデオン・ラック氏（Gideon Lack）による、イギリス在住のユダヤ人とイスラエル在住のユダヤ人におけるピーナッツアレルギーに関する次のような報告があります。

「イスラエル在住のユダヤ人とイギリス在住のユダヤ人（いずれも小学生）のピーナッツアレルギーの割合を調べてみると、イスラエルは非常に少なく、イギリスは多いことがわかりました」。そのことから、「イギリスでピーナッツアレルギーが多く、イスラエルではピーナッツアレルギーが少ない

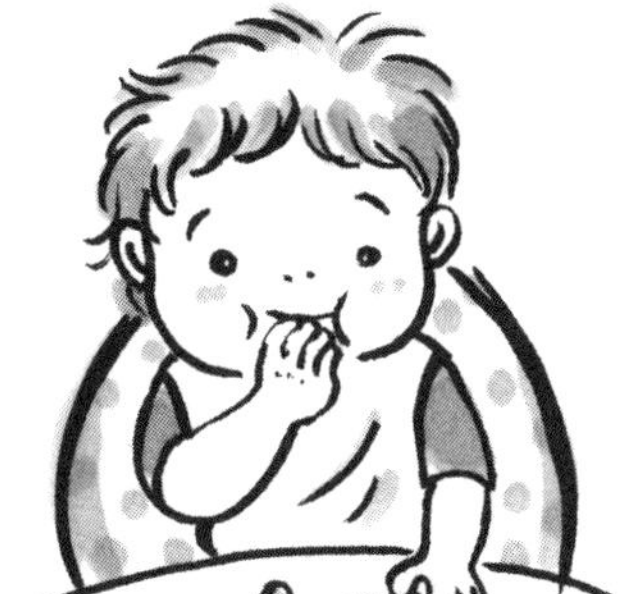

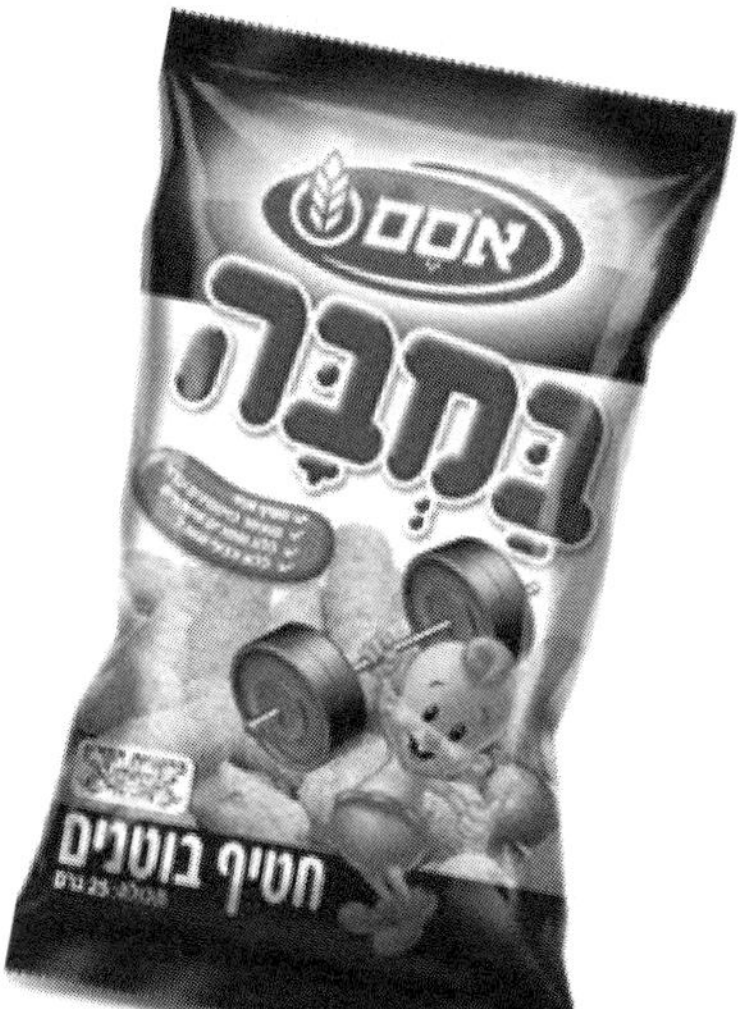

ピーナッツスナック菓子の
「バンバ」（イスラエルのお菓子）

のは、イスラエルでは乳児期にピーナッツを食べているのにイギリスではピーナッツを食べていないからだ。ピーナッツを食べるとピーナッツアレルギーにならないと考えられる」と、ギデオン・ラック氏（Gideon Lack）は主張したのです。

イスラエルでは、1歳までにほとんどの子どもが「バンバ」（13ページの写真）というスナック菓子を食べています。このお菓子は、ピーナッツオイルで表面がコーティングされています。

イギリスにはバンバはないし、日本と同じように小さいときからピーナッツを食べさせたりしません。にもかかわらず、〝ピーナッツアレルギーの率が、食べないイギリスで多く、食べているイスラエルで少ない〟ということから、食べさせたらアレルギーにならないのだという

●イスラエルとイギリスの子どもの離乳食の摂取時期…**ピーナッツ**の場合

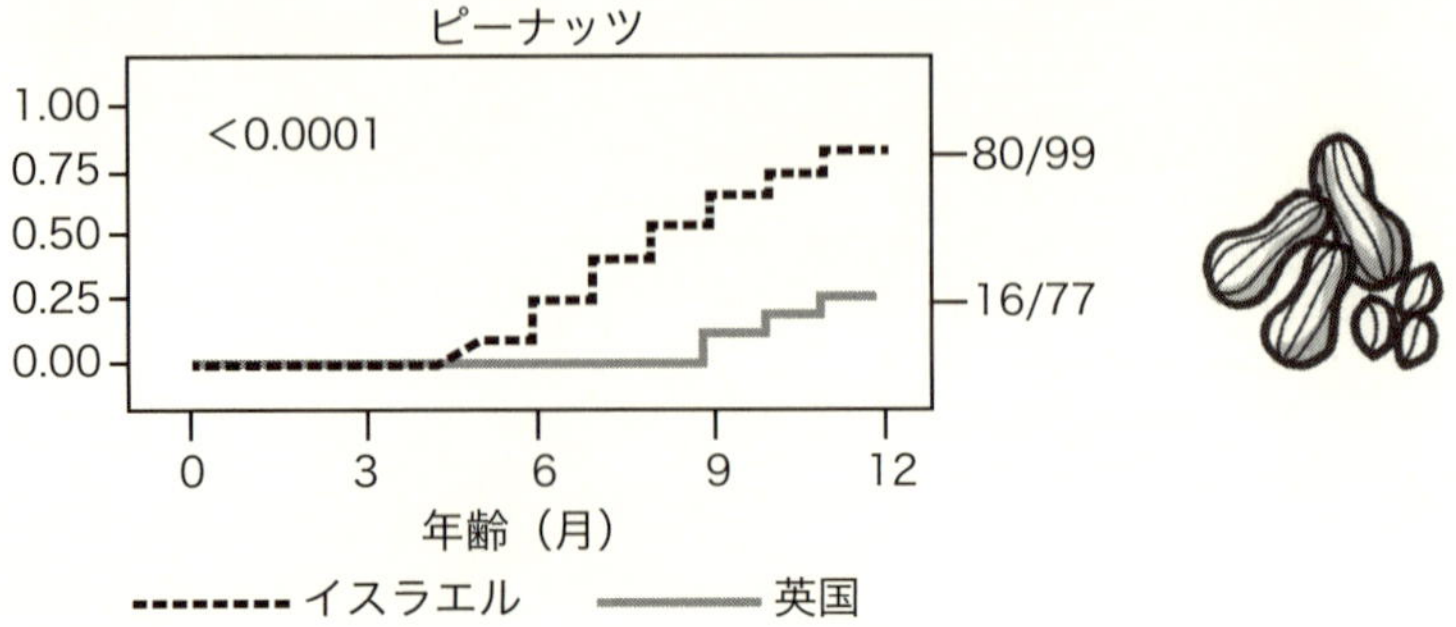

（J.Allergy Clin Immunol 2008;122:984-91　左図も同様）

のです。この報告では、ピーナッツアレルギーの頻度《ひんど》を小学生で調べています。そして調べた小学生が、赤ちゃんのときにピーナッツを食べていたかどうかは調べておらず、一般の乳児集団でのピーナッツ摂取を聞いているという問題点もあります。

本当にイスラエルではピーナッツアレルギーは少ないのでしょうか？　この本題に入る前に、イスラエルでは、ゴマも早くから食べているので、まずゴマアレルギーについて見てみましょう。

イスラエルではピーナッツアレルギーやゴマアレルギーで救急受診する赤ちゃんが多い！

下の資料（右ページも）は、ギデオン・ラック

●イスラエルとイギリスの子どもの離乳食の摂取時期…**ゴマ**の場合

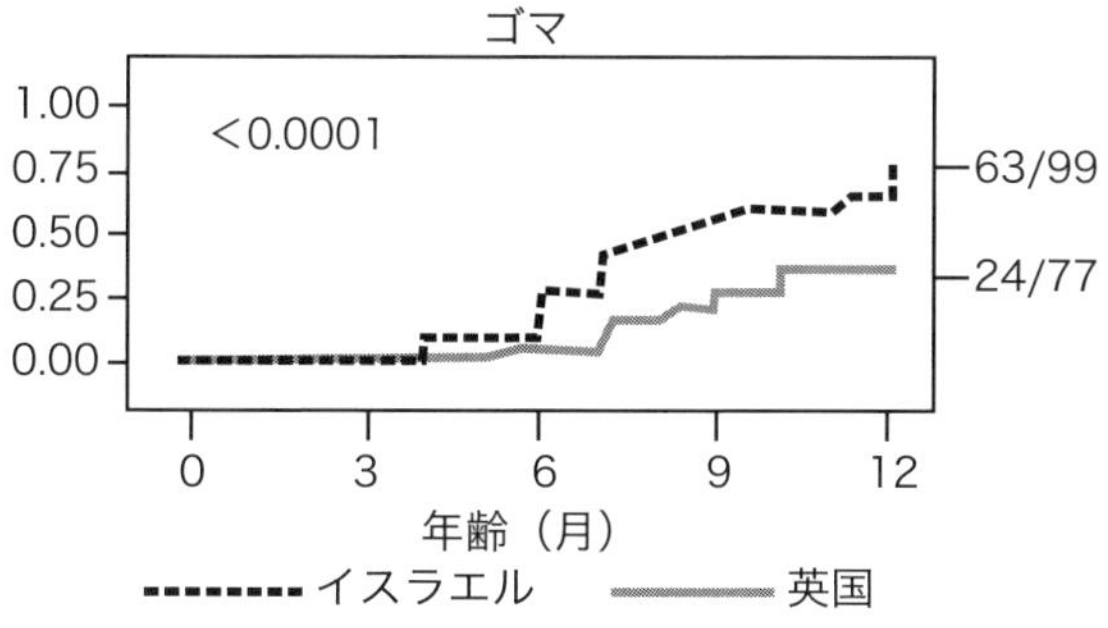

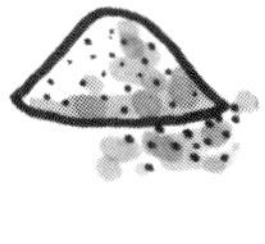

ピーナッツ（右ページ）もゴマも、イスラエルのほうがイギリスよりも摂取開始時期が早い。

氏（Gideon Lack）らが報告した論文にあったもので、〝イスラエルとイギリスの離乳食の比較〟でピーナッツとゴマについての部分です。以前に拙著『やさしく学ぶ　食物アレルギー』（「食べもの文化」２０１１年９月号別冊）のなかでも紹介しました。

このデータを見ると、ピーナッツだけでなく、ゴマも、イスラエルでは早くから食べていることがわかります。

イスラエルでは、タヒーナと呼ばれる練りゴマでつくる「ハルヴァ」と呼ばれるお菓子が古くから食べられており、イギリスにくらべて、ゴマを乳児期から摂取しているのです。では、イスラエルではゴマアレルギーは少ないのでしょうか？　ラック氏（Lack）らはゴマアレルギーはイスラエルでは少ないと紹介していますが、これが真っ赤なウソです。

じつは、イスラエルの論文を読んでみますと、食べものアレルギーで救急センターを受診する赤ちゃんの数を調べてみると、卵、牛乳、ゴマの順になっています。早くから食べればアレルギーにならないはずなのに、ゴマアレルギーが多いのです。〈2〉９０７０人の０〜2歳の小児を調べて、150人が食物アレルギーで、卵、牛乳、ゴマの順で多く、その次はピーナッツでした。アナフィラキシーは、牛乳で7人、ゴマで6人だったとの報告です。

イスラエルでは、卵、牛乳、ゴマ、ピーナッツの順で乳幼児の食物アレルギーが多く、ゴマやピーナッツアレルギーがイスラエルでは少ないというのは事実に反しています。

イスラエルの食物アレルギーの自然経過についての報告〈3〉を読むと、〝小児食物アレルギー疑い234人の調査で180人について283抗原が確定、牛乳125人、卵71人、ゴマ30人、大豆23人であったこと、「牛乳アレルギー」では、IgE型69％（86人中32人が改善）・非IgE型31％（39人中35人が改善）で、非IgE型が有意に改善しているが、「ゴマアレルギー」では、30人中アトピー素因《そいん》が73％で、2.8歳までに改善したのは、9人だけであった。その一方、大豆アレルギー23人中87％が消化器症状で（21人、91％が牛乳アレルギーを合併）、19人、83％が改善した〟と報告しており、イスラエルではゴマアレルギーが多く、治りにくいことがわかります。

ピーナッツについてはさらに詳しい報告があります。

2003年には、子どものピーナッツアレルギーとツリーナッツ（アーモンドなどのナッツ）アレルギーに関する報告〈4〉があり、992人の小児を調べ、ピーナッツではじめてアレルギー反応を起こしたのは3～108カ月、平均8.25カ月で、ピーナッツアレルギーを起こした21人のうち18人までがピーナッツスナックであった、と報告しています（次ページ参照）。このなかで、食物アレルギーに占めるピーナッツアレルギーの比率は、フランスの28～50％にくらべて少なく2.9％であるが、診断年齢は、アメリカやヨーロッパが14カ月から4.4歳であるのに比較して低年齢である、としています。

しかも、イスラエルでは、ピーナッツアレルギーは他のナッツアレルギーにくらべて低

●イスラエルでは、他のナッツよりもピーナッツアレルギーのほうが低年齢で起きている

〈ピーナッツ／ナッツアレルギーの初発症状の特徴〉

	ピーナッツ　21人	ナッツ　11人
年齢幅（月齢）	3～108カ月	36～144カ月
平均年齢（月齢）	8.25カ月	50カ月
症状誘発食物	ピーナッツスナック18人 ピーナッツ3人	カシュー／ピスタチオ6人 ピスタチオアイスクリーム1人 ペカン1人 ウオールナッツ1人 ミックスナッツ1人 ナッツスプレッド1人
症　状	皮膚21人（100%） 消化器5人（23.8%） 呼吸器6人（28.5%） 循環器0人	皮膚11人（100%） 消化器5人（45.5%） 呼吸器5人（45.5%） 循環器1人（9%）

(peanut and tree nut allergy in children:role of peanut snacks in Israel Y.Levy et al Allergy 2003:58:1206-1207)

イスラエルではピーナッツアレルギーは他のナッツアレルギーにくらべて低年齢で起きている。これを受けて、“はじめてピーナッツ（オイルコーティング）スナックを食べさせるときは注意が必要”と主張する人も。

年齢で起きています（ピーナッツ平均8.25カ月、その他のナッツ50カ月。右ページの表参照）。

したがってこの論文では、「はじめてピーナッツ（オイルコーティングの）スナックを食べさせるときは注意が必要だ」と述べています。この論文を無視してラック氏（Lack）は、ピーナッツとして、ピーナッツスナック菓子のバンバをわざわざ購入して与えています。

イスラエルではアトピー性皮膚炎の原因もピーナッツが多く、しかも、ある論文[5]では、イスラエルでのアトピー性皮膚炎の初診時の原因食物は、鶏卵37％、ピーナッツ32％、牛乳13％と報告されています（下の円グラフ参照）。

●アトピー性皮膚炎の初診時の食物感作分布（イスラエル）

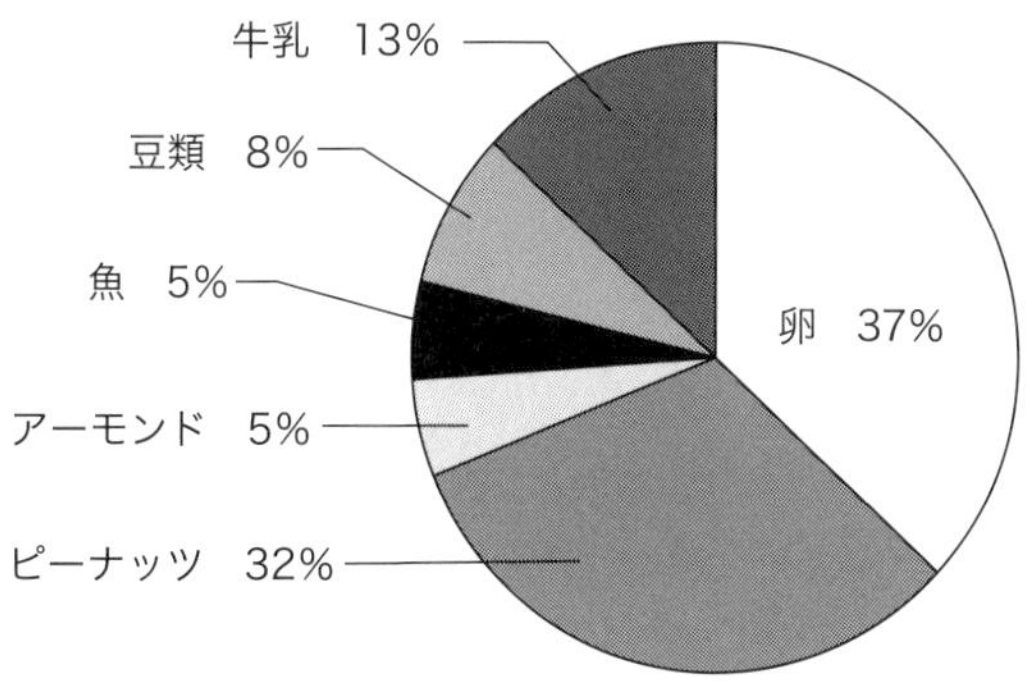

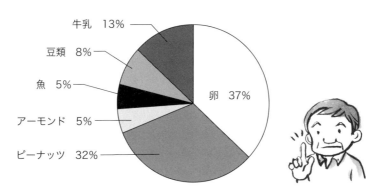

(Atopic dermatits in infants and children in Israel: clinical presentation, allergies and outcome. Rotten M et al. Isr Med Assoc J. 2004 Apr;6(4):209-12.)

アトピー性皮膚炎の初診時の原因食物として、鶏卵37%、ピーナッツ32%、牛乳13%、アーモンド５%、魚５%、豆類８%と報告された。

イスラエルのピーナッツアレルギーの頻度は日本と同じ

イスラエルの食物アレルギーに占めるピーナッツアレルギー2.9％は本当に低い数字なのでしょうか？　厚生労働省の小児食物アレルギーの調査では、ピーナッツアレルギーの日本での頻度は2.9％でイスラエルと同じであり、イスラエルが低いというより、イギリス、ヨーロッパが高いということがわかります。このことから、ヨーロッパには食べもの以外の原因があるのではないかという疑問が浮かびます。

そこで、イギリスとイスラエルの風土・環境の違いを見てみました。イスラエルの平地には白樺《しらかば》の木はありませんが、イギリスにはあります。

イギリスの小学生は白樺の花粉症の発生頻度《ひんど》が高いのです。そして、白樺とピーナッツアレルギーの抗原は共通しています。

したがって、イギリスでは白樺単独のアレルギーは少なく、ピーナッツと白樺などの花粉を複数もっている人が圧倒的に多いことがわかっています（22ページ参照）。ですから、白樺のアレルギーがあるために、ピーナッツでも発症しているのではないかという意見も、たくさん出ています〈6〉。

●アジア諸国での食物アレルギー罹《り》患《かん》率《りつ》

国名	年齢(歳)	人口(人)	全体(%)	牛乳(%)	卵(%)	貝類(%)	ピーナッツ(%)	魚(%)	小麦(%)
重慶	<1	477	3.80	1.30	2.5	—	0.41		—
中国	0-2	1,604	6.20	0.83-3.50	3-4.4	0.17-0.42	—	0.17-0.21	—
香港	2-7	3,677	4.62	0.33	0.41	0.90	0.52	0.25	—
日本	成人	935							0.21
日本	0-6	101,322	5.1	1.42	3.84	0.14	0.26	0.09	0.37
韓国	<1	1,177	5.26	1.69	2.8	—	0.67		0.08
フィリピン	14-16	11,158 (貝類) 11,322 (ピーナッツ)	—	—	—	5.12	0.43		—
フィリピン	14-16	13,989	—	—	—	—	—	2.29	—
シンガポール	14-16	9,570	—	—	—	—	—	0.26	—
シンガポール	4-6	4,115 (貝類) 4,390 (ピーナッツ)	—	—	—	1.19	0.64	—	—
	14-16	6,342 (貝類) 6,450 (ピーナッツ)				5.23	0.47		
台湾	<3	813	3.44	1.10	0.36	1.1	1.10	0.49	—
	4-18	15,169	7.65	0.90	0.5	7.71	0.92	1.49	
	>19	14,036	6.40	0.48	0.31	7.05	0.48	1.17	
タイ	3-7	452	1.11	—	—	0.88	—	0.22	—
タイ	3カ月-6	656	—	—	0.15	0.30	—	—	—
タイ	14-16	2,536	—	—	—	—	—	0.29	—

注）一部掲載

(Food allergy in Asia: how does it compare? Lee AJ et al. Asia Pac Allergy. 2013 Jan;3(1):3-14)

イスラエルの食物アレルギーに占めるピーナッツアレルギーの頻度は 2.9%。ある研究者はこれを低いと言うが、厚生労働省の調査によれば日本も同じ頻度。さらにこの表の調査では、アジアではピーナッツアレルギーの頻度が全体的に少ないことがわかる。ちなみに、この調査では日本の頻度は１％未満。

最近、私たちは、イギリス在住の2歳児がすでに白樺《しらかば》に感作《かんさ》（12ページ参照）され、ピーナッツアレルギーの診断を受けていた事例を経験したので紹介し、ピーナッツアレルギーをめぐる報告の問題点について考えてみます。まずは事例を紹介します。

●2歳1カ月の男児／平成26年8月初診

〈現病歴〉　生後2カ月ごろより、顔に湿疹《しっしん》が出現、離乳食を与えるころより、膝《ひざ》、肘《ひじ》、下肢《かし》に湿疹が広がり、かゆがる。母乳栄養で、母親がエビを食べた後に母乳を与えたところ湿疹が出た。卵を与えて30～60分後にじんましんが出た。ロンドンの小児

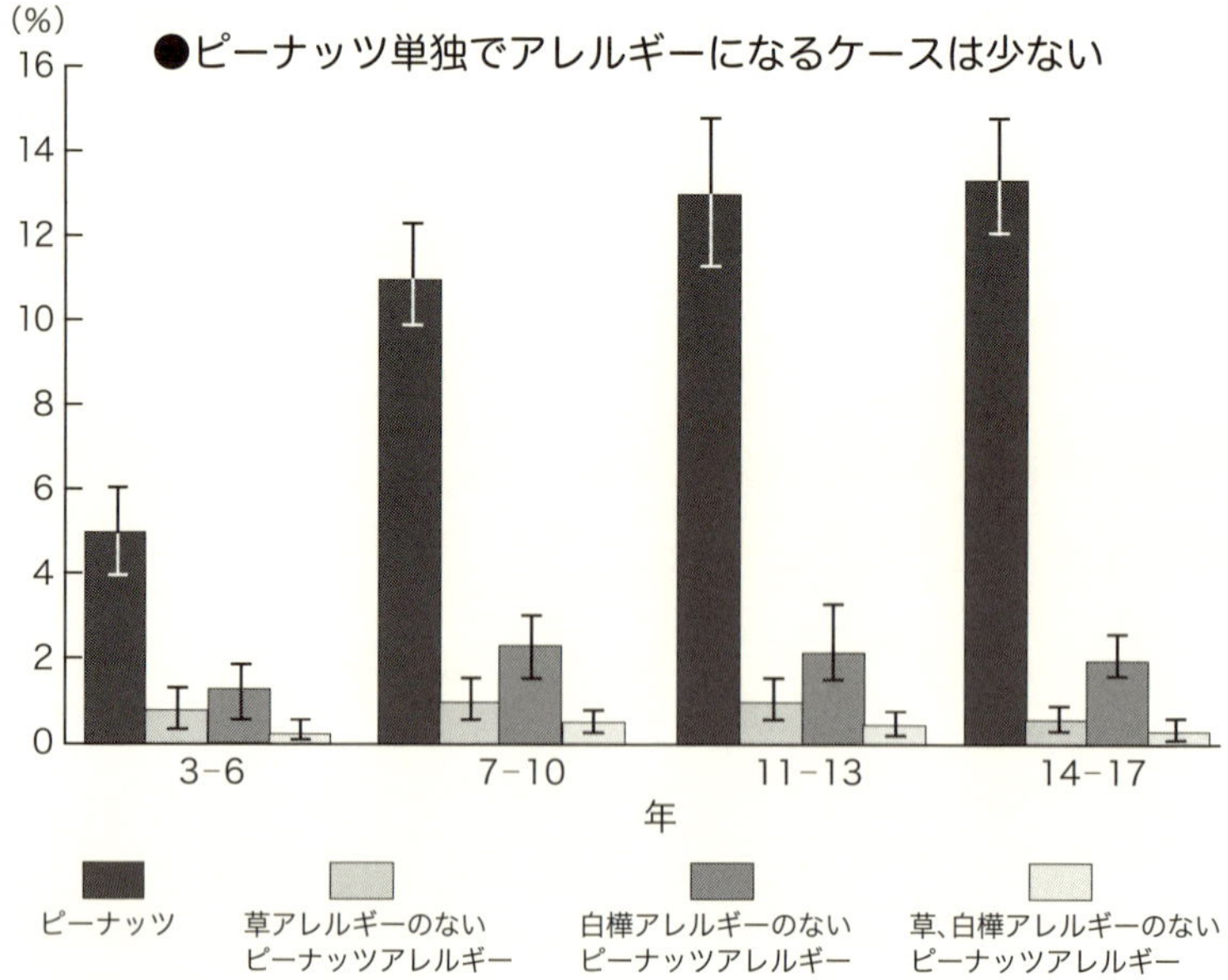

(The high prevalence of peanut sensitization in childhood is due to cross-reactivity to pollen. B. Niggemann et al. Allergy 66,7:980-981,2011)

“草アレルギーを伴わないピーナッツアレルギー”、“白樺アレルギーを伴わないピーナッツアレルギー”、“草と白樺両方のアレルギーを伴わないピーナッツアレルギー”が少ないことから、逆に“草や白樺アレルギーを伴うピーナッツアレルギー”が多いことがわかる。

科医を受診。皮膚テストで、卵、牛乳、大豆、小麦、ピーナッツアレルギーの診断を受け、除去指導されるも改善せず、帰省。来院されました。

このときの検査結果は下の表（左）のとおりです。白樺に感作されていることがわかります。

〈その後の経過〉 抗アレルギー剤の投与に加えて、皮膚の消毒、ゴマ、鶏肉の除去の追加、大豆と小麦の解除の仕方を指導。アクリノール液による皮膚消毒によって皮膚炎は改善、見違えるようにきれいになりました。1年後、食事制限はすべて解除できました。経過報告と採血希望で再来院され、このときは下表（右）

●特異 IgE 抗体価の推移

	2014.8.11	2015.8.17
IgE IU/ml	2079	692
TARCpg/ml	8550	831
シラカンバ	5(52.3)	4(20.2)
スギ	3(6.31)	2(1.88)
カモガヤ	5(52.4)	
黄色ブ菌トキシンA	3(11.8)	2(1.58)
黄色ブ菌トキシンB	4(18.3)	1(0.36)
卵白	2(0.99)	0(0.25)
牛乳	3(4.11)	2(0.76)
小麦	2(2.95)	2(1.42)
ゴマ	4(23.6)	4(29.1)
ピーナッツ	3(11.7)	2(3.25)
大豆	2(3.01)	2(1.39)
Aran 2		+-(0.55)

※「シラカンバ」は「白樺」のこと。
「黄色ブ菌トキシン」は「黄色ブドウ状球菌トキシン」のこと。

黄色ブドウ状球菌《きゅうきん》毒素に対する抗体価が低下し（上から6番目と7番目）、IgE 値、TARC 値（アトピー性皮膚炎の重症度、炎症の強さとよく相関する指標）も大きく低下しているのがわかる。

のような検査結果が出ました。黄色ブドウ状球菌《きゅうきん》毒素に対する抗体価の低下、IgE値の低下、TARC値（23ページの表参照）の低下が見られました。

この事例の教訓は、皮膚黄色ブドウ状球菌トキシン対策の重要性ですが、2歳ですでに白樺《しらかば》に感作《かんさ》されており、プリックテスト（10ページ参照）のみで「ピーナッツアレルギーあり」と診断され、除去指導されていたことです。

次にピーナッツアレルギーをめぐる報告の問題点について考えてみましょう。

イギリスでの乳幼児のピーナッツアレルギーの頻度はどれくらいなのか？

じつは、ギデオン・ラック氏（Gideon Lack）による次のような興味深い報告があります〈7〉。ロンドンで、生後38カ月までフォローした1万3971人の子どもを対象に調査したもので、〝回答者1万2090人中49人がピーナッツアレルギーと考えられ、そのうち36人が皮膚テストを受け29人が陽性であった、最初にピーナッツアレルギーの症状が出現したのは平均で23.4±14.4カ月のときであった〟と報告しています。

また、29人のうち6人は実際の食物負荷《ふか》では陰性《いんせい》であったとしています。したがっ

Gideon Lack 氏らの主張

1 ピーナッツアレルギーの増加はピーナッツオイルを含む保湿剤の使用による（食物アレルギーは経皮感作）。

2 イスラエル在住のユダヤ人にはピーナッツアレルギーが少なく、イギリス在住のユダヤ人にはピーナッツアレルギーが多いのは、イスラエルではピーナッツを含むスナック菓子を乳児期に与えているためだ。

3 アレルギー体質の乳児にピーナッツを与えるか与えないかで比較すると、与えたグループでピーナッツアレルギーの頻度が少なかった。ピーナッツを早く与えるとピーナッツアレルギーを予防できる（脱感作は経腸管）。
（“Learning Early about Peanut Allergy Study” = LEAP 研究）

各方面からの反論や疑問

1 保湿剤のピーナッツオイルは高度に精製されピーナッツ抗原を含有していなかった。

2 イギリスでは、小学生のシラカバアレルギーは、シラカバ抗原とピーナッツ抗原の共通抗原性のためピーナッツアレルギーを併発する率が高いので、小学生でイスラエルと比較すると当然イギリスが高くなる。

3 イスラエルではゴマの摂取がイギリスと比べて多いが、イスラエルではゴマアレルギーで救急受診する乳児は、卵牛乳についで３番目に多い（４番目はピーナッツ。イスラエルではピーナッツオイルコーティングスナックを初めて食べて救急受診する乳児が多い！）。

4 ピーナッツチャレンジ群から、すでにピーナッツアレルギーを起こしているグループと皮膚テストで４mm を超える発赤のあるグループは除外されている。ピーナッツを食べられる人に継続してピーナッツを与えたのであって、予防効果ではない。

て、ピーナッツアレルギーの頻度《ひんど》は3歳まででは、多めに見積もって1万2千90分の49人（49/12090）で0.4％程度と判断されます。この数字はあまり高いものではないということがおわかりになると思います。

また、彼の報告では、母乳育児の長い子どもと、大豆ミルクをのませていた子どもと、保湿剤として精製ピーナッツオイルを使用していた子どもにピーナッツアレルギーが多いとの指摘があり、大豆とピーナッツの共通抗原性や経母乳感作《けいぼにゅうかんさ》（27ページ参照）を示唆するデータですが、彼はこれを否定して、保湿剤の使用こそがピーナッツアレルギーの原因だと主張しています。ここに彼の主張の見逃せない誤りがあります。食物アレルギーは経《けい》皮膚《ひふ》感作《かんさ》で起こり、脱感作《だつかんさ》は経消化管《けいしょうかかん》をつうじて起こるという主張です。

〝母乳と食物アレルギーは関係ない〟という誤解

ここで、母乳と食物アレルギーの関係についてもお話したいと思います。

一番最初の〝ピーナッツを早く与えればピーナッツアレルギーにならない〟と主張したギデオン・ラック氏（Gideon Lack）らのデータでは、生後4～11カ月ですでにピーナッツアレルギーになっている子どもが、およそ1割いました（834人中76人）。

では、なぜピーナッツをはじめて与える前にピーナッツアレルギーになるのでしょうか？　私も1985年に出版した『アレルギーなんかこわくない』のなかで、離乳食開始前に湿疹《しっしん》を主訴《しゅそ》に来院したアトピー性皮膚炎の乳児を調べた結果を紹介していますが、離乳食開始前で卵や牛乳を食べたことがないのに、採血（血をとって調べた）の結果、卵、牛乳、大豆などの食物アレルギーがあるという結果が出て、これらの原因抗原を母親が制限すると湿疹が改善することから、お母さんが食べたものが母乳中に出てきているということだと考えました。これを経母乳感作《けいぼにゅうかんさ》といいます。

じつは、三大栄養素である糖質、脂質、タンパク質の消化と吸収が解明された当初、タンパク質はアミノ酸になってはじめて吸収（小腸から）され、アミノ酸になっていないタンパク質やタンパク質のかけらであるポリペプチドは吸収されないと考えられていました。異物である鳥の卵のタンパク質はアミノ酸まで分解されてはじめて吸収され、門脈《もんみゃく》をつうじて肝臓に運ばれ、人間のタンパク質に再合成され利用されるのです。

したがって、当初、母乳ではアレルギーは起きないと考えられてきました。

ところが、その後、60％くらいの母親で、母乳中に未消化の卵や牛乳ピーナッツなどの抗原が検出されることがわかり、その原因として、腸管から未消化のタンパク質がごく微量（5万分の1程度）吸収されることがわかってきたのです。経腸管感作《けいちょうかんかんさ》といって、小腸からアレルギーの原因抗原が入って記憶が成立すると考えられるようになったのです。

ピーナッツアレルギーは、家族歴と妊娠中授乳中のピーナッツ摂取量と相関するとの報告〈8〉もあります。

次に、母乳と食物アレルギーの関係が示された事例を紹介します。

母親が原因抗原を制限して改善したアトピー性皮膚炎の事例

NUちゃんは生後しばらくして顔面に湿疹《しっしん》が出現、近くの小児科にかかっていたがよくならず、生後8カ月より非ステロイド療法で有名な皮膚科に通院。

抗アレルギー剤とプロペト（精製ワセリン）を使用

●かゆがって寝ない乳児が治療開始から2週間で改善

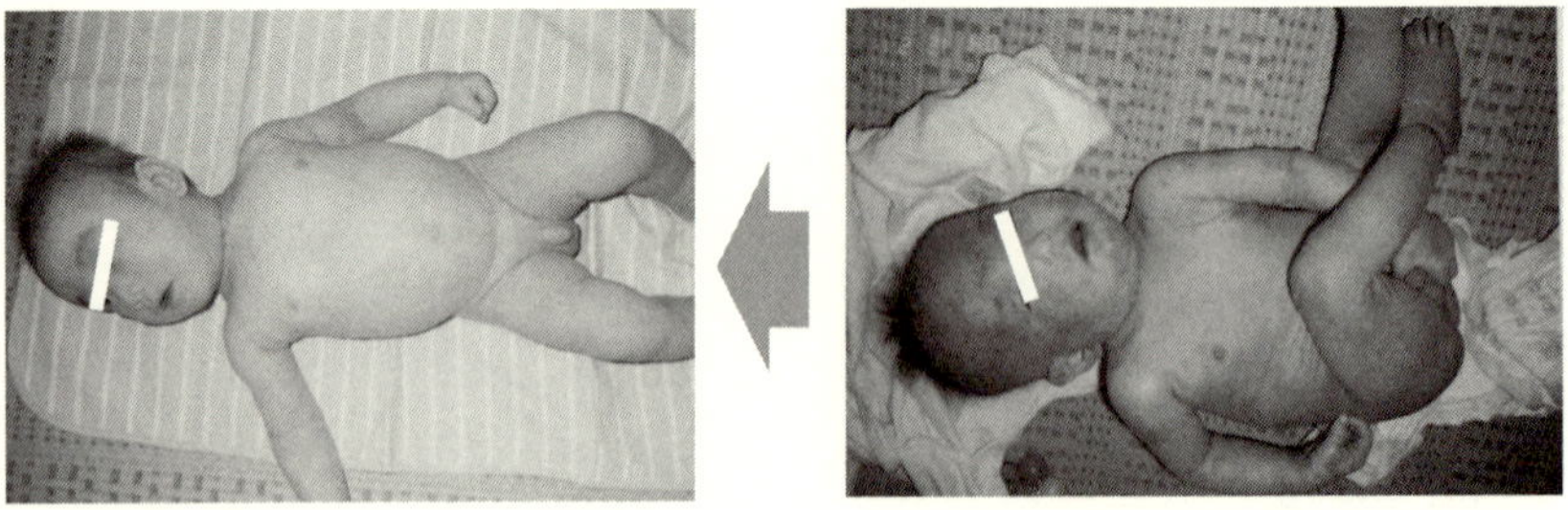

かきむしって赤くなった肌が治療後2週間できれいに。夜も眠れるようになった。

するも改善せず、かゆがって夜寝ないので、母親も不眠で疲れきって来院されました。全身に湿疹があり、かきむしって一部に感染を起こしている印象でした。食物アレルギーについては指導されていませんでした。

母乳については、アレルギーとは関係ないと、何を食べてもいいと言われていました。

NUちゃんの血液検査の結果は、次のようなものでした。

IgE　10381 IU/ml
WBC　32300/mm3
好酸球 20.0%
CRP 0.1mg/dl

*RASTスコア
卵白6
牛乳6
大豆5
米4
小麦5
ゴマ4
ジャガイモ6
とうもろこし4
ピーナッツ6
猫ふけ4
カンジダ3
ダニ5

そのほか、豚肉・牛肉・さけ・たら・いわし・かれい・にんじん・りんご、黄色ブドウ状球菌エンドトキシンなどが3でした。

母親が卵・牛乳・大豆・小麦の除去にゴマ・ピーナッツを追加、乳児にはインタールを毎哺乳《ほにゅう》前の服用にしたところ、2週間後には驚くほどきれいになり、夜もぐっすり眠れるようになりました（右ページの写真参照）。

＊ RAST スコア……RAST（ラスト）というのは、アレルゲンに対する IgE 抗体のある・なしとその量をはかる検査法のこと。反応の強さを0～6の段階に分けてスコアする。

「母乳の母親の食物制限は、予防措置としては6歳時のアレルギー発症には効果がない」というアメリカ小児科学会の報告を、「母乳とアレルギーは、無関係」と拡大解釈して、経母乳感作《けいぼにゅうかんさ》で食物アレルギーを起こしている乳児の母親に「お母さんは何を食べてもよい」と指導する小児科医のあまりの多さに、ただただあきれかえる毎日です。もちろん、母親が食事制限せず、アレルギー用のミルクを使っても同様の効果があるのはいうまでもありません。

世界のアレルギー専門家のコンセンサスは？ 現状認識に問題

イスラエルの実態やアジアの実情を見れば、ピーナッツを早く与えればピーナッツアレルギーにならないなど、とても言えないのは明白にもかかわらず、事実を見ず、問題の多いLEAP研究（11ページの資料参照）を評価しており、ヨーロッパだけしか見えていない視野狭窄《しやきょうさく》な実情は情けないとしか言いようがありませんが、〝4カ月からピーナッツを含む離乳食を開始することを勧めましょう〟という、栄養学の知識の欠如《けつじょ》した各国のアレルギーの専門家のコンセンサス[9]の文書を紹介しておきましょう。

①〝序論と論理的根拠〟（Introduction and rationale）より

西欧化諸国ではピーナッツアレルギーは増加しており、健康問題となっており、小児の1～3％に影響を及ぼしており、調査方法の違いはあってもこの10～15年間で突然増加してアメリカなどいくつかの国では有病率は3倍に増加していると考えられます。有病率を外挿法計算《がいそうほうけいさん》*すると、毎年10万人の患者が増加していますの（アメリカとイギリス）、小学生の50人に1人が罹《かか》っていることになります（アメリカ、カナダ、イギリス、オーストラリア）。発展途上国、たとえばガーナでも、同様の傾向が報告されています。

② LEAP研究（Learning Early about Peanut Allergy Study）の紹介

〝早期ピーナッツ導入についての暫定的《ざんていてき》ガイダンス〟より

ヘルスケアワーカーについては、LEAP研究と現在のガイドラインに基づいて下記の暫定《ざんてい》ガイダンスを参考にして臨床的判断を勧める。

ヘルスケアワーカーは、ピーナッツアレルギーが多い国では、ハイリスク児にたいして「ピーナッツ開始を遅らせるとピーナッツアレルギーを起こすリスクが高まるかもしれないので、（4～11カ月の）乳児早期にピーナッツを含む食事の

＊外挿法計算……データの範囲外で予想される数値を計算する方法。

導入を進めるべきであるというRCT*に基づくレベル1の科学的エビデンスが存在する。

（以下省略）

こうした見解は、離乳食開始時期が伝統的に遅かった国でも、工業化が進む前はまったくアレルギーの増加はなかったという歴史的な事実を無視しているだけでなく、まだ離乳開始が一般的にはまったく必要でない〝4カ月から離乳食を開始しましょう〟とすすめている点で、WHOコード（44ページ参照）に真っ向から対立しているところに特徴があります。

＊ RCT……対象者を無作為に二つのグループに分けて二つの方法を比較・検討するもの。

2 ピーナッツ情報だけじゃない「食べて治す」の落とし穴

本当に急速「経口《けいこう》免疫療法」が必要なのか？

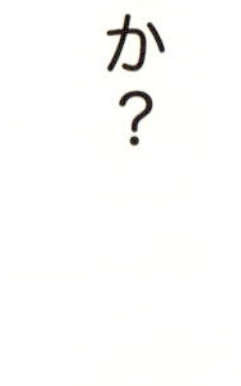

●「鶏卵を食べて治す」の報告について

数年前からの「食べて治す」という報道の口火を切ったのは、栗原和幸先生の『食べて治す食物アレルギー』（診断と治療社）で紹介されている特異的経口耐性誘導《とくいてきけいこうたいせいゆうどう》（ＳＯＴＩ＝specific oral tolerance induction）の報告ですが、対象は、小学生以上でわずか12例であり、発症の＊閾値《いきち》が、卵白タンパク量で0.01ｇ以下の重症例はわずか1例です。しかも初回負荷《ふか》量が閾値と同量になっていて、症状が出ているにもかかわらず増量したとしています。

この著書の「はじめに」のなかで紹介されている第一の事例は、乾燥生卵白の症状発現閾値が0.36ｇで従来なら「あなたは一生卵は食べられない」と宣言していたと書かれています。

はたしてそうなのでしょうか？　乾燥生卵白は加熱卵白とくらべて抗原性が高く、乾燥生卵白の発症閾値が0.36ｇなら、苦しい目をさせずとも加工加熱食品を選べば十分、日常生活を楽しめる食事指導が可能だったのではないでしょうか？　患者のために必要なプロセスだったのでしょうか？　いままでの私の経験では、「大丈夫。あれもこれも食べられる

＊閾値《いきち》……ある値になると反応を起こす、その境界の値。

ようになるから。ゆっくりやれば食べたい卵製品は食べられるよ」ではないでしょうか？

しかも、その後の追試レポートでは、急速に負荷してアナフィラキシーを誘発したり、じんましんや腹痛などの症状が出ていて、本人が嫌がる事態が明らかになっています。したがって、２０１２年に小児アレルギー学会でも37ページのような見解が示されています。

私のところにも某大学に入院して卵負荷をすすめられたが腹痛がひどく、嫌がるのを再度入院させてチャレンジしたが、やはり腹痛が出現して、子どもが受診したがらないということで来院された事例があります。

現状で症状の出ないレベルから1年かかって徐々に解除して、卵焼きまで食べられるようになりました。したがって、報告されているような事例が、「患者さんの要求から出発しているのか？」「患者さんが安心してチャレンジに臨んでいるのか？」という疑問を抱かずにはいられません。

現在の学会の一部指導的立場の医師の現状は、研究発表のための実験にすぎないのではないかという疑念は、ピーナッツや牛乳などに関する報告を見るにつけ、最近私のなかで大きく膨らんできています。

●学会の閾値《いきち》テストは正しいのか？

現在の小児アレルギー学会での閾値《いきち》テストは、対象抗原を少量から1、2、4、8、16、32倍と、倍倍で負荷量《ふかりょう》を15分から30分ごとに負荷して症状が出たレベルを閾値とするものです。食べて直後に症状が出るという重症例以外では、食後30分以上してからじんましんが出たり、ぜんそくが出るものも多く、症状が出た直前の負荷量を閾値とするのには問題があります。

先日も某アレルギーセンターで鶏卵5ｇが閾値であった小学生にこのやり方で負荷し、気分がおかしいというのを増量して、帰宅後にアナフィラキシーショックを起こして救急車を呼んだという事例がありました。しかも、救急受診した患者に対して2時間も経ってアナフィラキシーは起こらないという対応をされたので、相談に来られたのです。

閾値テストは軽症事例以外では、かんたんではないのです。ところが、最近、このままでは食物アレルギーが改善しないと考えられるものを対象とする経口免疫療法《けいこうめんえきりょうほう》（ＯＩＴ＝Oral Immunotherapy）についての某センターの調査用紙が届きました。閾値テストをしているかどうかをＯＩＴの条件にする一方で、このままでは食物アレルギーが改善しないものと考えられる基準も根拠も示されないままでした。制限だけでも改善するケースや急速《きゅうそく》減感作《げんかんさ》が不要な事例が含まれていることが懸念《けねん》されます。２０１４年の小児アレルギー学

食物アレルギーに対する経口免疫療法
(Oral Immunotherapy: OIT) に関する
本学会食物アレルギー委員会の見解

● OIT は耐性獲得を誘導する可能性のある治療で、研究段階にあるが、現時点で「食物アレルギー診療の手引き 2011 検討委員会」は OIT を一般診療として推奨しない。

● OIT により必ず耐性獲得できるわけではなく、また治療経過中に症状が誘発されることも多く、かつ重篤な副反応も起こりうる。

● OIT は専門の医師が患者及び保護者から十分なインフォームド・コンセントを得た上で、症状出現時の救急対応に万全を期し、慎重に取り組むことが強く推奨される。

●減感作状態※と耐性獲得は異なる状態であり、未解決や未知の問題が山積している。　※ OIT により症状が出ない状態

を現段階で支持致します。

また、“食物アレルギー診療ガイドライン 2012（JPGFA2012）”作成にあたり、現時点においては、「経口免疫療法を専門医が体制の整った環境で研究的に行う段階の治療である」と位置づけています。

平成 24 年 2 月
日本小児アレルギー学会 食物アレルギー委員会

会で次のような報告を聞いていて、その懸念《けねん》が高まりました。

●「牛乳を飲んで治した」に疑問

牛乳アレルギーについても、重症の人に牛乳を飲ませて治したという報告があります。

これは小学生を対象にしたものですが、２０１４年の小児アレルギー学会で、そのような報告がありました。

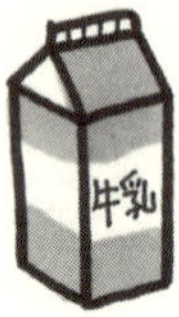

この報告者は、重症の定義を30 ccの牛乳が飲めない人とし、そのような「重症のアレルギー患者」を集めて実験したというのです。私はたまらず手を上げて、発言しました。

「30 ccの牛乳が飲めたら、保育園でたいがいのお菓子が食べられるから問題になりません。私たちが牛乳のアレルギーで重症というのは、コップの水に1滴牛乳を垂《た》らしてかき混ぜて、それをスプーンで飲ませたら、じんましんが出るというものです。30 ccも飲める人を重症というのは、問題ではありませんか」と。

発表した人は非常に正直な人で、次のように答えました。「先生のおっしゃるのはもっともです。しかしそのような重症の人をたくさん集めるのは困難です。それで、30 ccで線を引いておこないました」（その結果、２０１５年の小児アレルギー学会では、〝牛乳の少量とは「2 cc」〟となりました）。

このようなわけですから、みなさんが報道をご覧になるときは気をつけなければいけません。いままで自分たちがやってきたことが、うまくいっていないのなら見直すこともよいと思いますが、うまくいっているのであれば、報道を十分に吟味《ぎんみ》してから対応したほうがよいと思います。

いままで専門家の問題を指摘してきましたが、身の回りには「アレルギーはこれで治る」という話であふれています。２例を紹介します。

●いわゆる民間療法にも注意　①エセ漢方による被害

【エセ漢方を内服し、哺乳《ほにゅう》低下したアトピー性皮膚炎の1例】

〈症例〉　０歳６カ月／男児

〈主訴《しゅそ》〉　体重増加不良（来院時体重　4.8キログラム）／アトピー性皮膚炎

〈家族歴〉　父、気管支ぜんそく／伯母、アトピー性皮膚炎

〈入院時の在宅環境〉　祖父母（父の両親）、父、母の５人暮らし　※伯母（父の姉）が近所に在住

〈現病歴〉

◆生後２カ月ごろから頬《ほお》、眼瞼《がんけん》に湿疹《しっしん》が出現、生後３カ月よりアレルギーが治るとうわさの「漢方」を祖父母が投与《とうよ》、保健センターにて４カ月健診をおこない、５６６０ｇ。エ

セ漢方薬を飲ませ続け、アトピー性皮膚炎は悪化し、衰弱が進むように。衰弱が進行し哺《ほ》乳《にゅう》力もなくなっており、母が不安になって供給元のＳ内科皮膚科クリニックへ電話すると、「体重が減ってきているのは体内毒素が体から出ている証拠である。肥えているのは悪い状態だから様子を見るように」と対応されていました。保健センターでの６カ月の体重フォロー時に極度の低栄養・脱水にて、当院を紹介され、入院することになりました。

「アレルギーが治る」という情報に振り回されず、冷静に吟味する必要性を感じます。

〈検査所見〉

WBC 19300/mm3
RBC
518×10^4/mm3
Hb 12.3g/dl
Ht 34.5%
Plt
92.5×10^4/mm3
GOT 48 IU/ l
GPT 48 IU/ l
LDH 318 IU/ l
BUN 8.9 mg/dl
Cre 0.18 mg/dl
Na 109 m Eq/l
K 6.5 m Eq/l
Cl 89 m Eq/l
UA 9.8 mg/dl
TP 3.8 g/dl
Alb 2.5 g/dl

〈アレルギー検査所見〉

IgE 502 IU/ml
イヌ上皮
(3) 4.60 UA/ml
ネコのフケ (3)4.30
牛乳 (2) 2.20
小麦 (4)18.2
米 (3) 5.92
ゴマ (3)5.64
ピーナッツ (2)2.20
卵白 (5) 52.1
スイカ (3) 5.32
大豆 (2)3.49
トマト (3)3.91

※カッコ内はRAST スコア
(29 ページ参照)

●いわゆる民間療法にも注意　②これを飲めばよくなる乳酸菌？

最近プロバイオティックス、なかでも乳酸菌がアレルギーに効くという報道宣伝が幅広くおこなわれています。きっかけは、腸内細菌のバランスがアレルギーに関係があるとの報告からでした。

しかし、その後の報告では、さまざまな結果で、効くかもしれないが場合によっては悪化することも考えられるので、小児に試すのには慎重である必要があると思います。

最近の研究は、ＲＣＴ（32ページ参照）以外は科学的でないというＥＢＭ（evidence-based medicine＝根拠に基づく医療）の呪縛《じゅばく》にかかっている研究者が多く、リスクが高いが病気でない子どもを実験台にする傾向が強まっています。

アトピーに効いたという報告〈10〉がある一方で、多数の報告を分析したメタアナリシス（複数の報告を統合解析すること）の報告〈11〉では、ぜんそくなどの予防効果はないと指摘しています。

有効だったという前記の報告でも、アトピー性皮膚炎の比率は下がっているが、IgE抗体価、プリックテスト（10ページ参照）などのデータでは、プラセボー（偽薬）群と差がありません。

こうした〝有効だった〟という報告は、企業がバックになっているか、企業の研究所が研究データを出しているものが多く、都合のいいデータだけを出している可能性が高いので、注意が必要です。

たとえば、プロバイオティクスの研究のガイドラインの発表を見ても、北欧のヨーグルトなどの販売会社"Valio ltd"の研究者の名前が堂々と記載されています。

●乳酸菌はアレルギーに効く？

〈アトピー疾患に対するLGGの治療効果〉

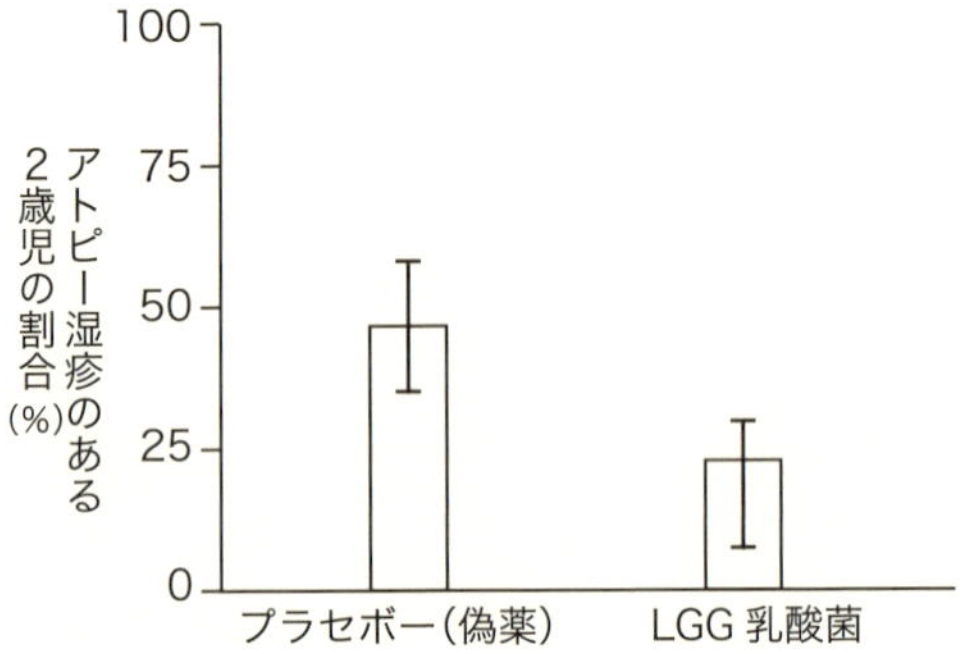

〈総IgE抗体、抗原特異的IgE抗体、プリックテスト反応〉

	プラセボー (n=68)	LGG (n=64)	P
総IgE			
3カ月	3·0(2·4-3·7)	3·1(2·5-4·0)	0·79
12カ月	9·7(7·0-13·4)	11·2(8·0-15·7)	0·55
24カ月	32·7(22·6-47·3)	31·3(22·8-43·0)	0·85
RAST上昇			
3カ月	2/66(3%)	2/58(3%)	0·90
12カ月	15/66(23%)	16/62(26%)	0·68
24カ月	16/64(25%)	17/62(27%)	0·76
プリックテスト反応			
6カ月	7(10%)	11(17%)	0·25
12カ月	12(18%)	17/63(27%)	0·20
24カ月	9/65(14%)	11/61(18%)	0·52

※ LGG = Lactobacillus GG

(Probiotics in primary prevention of atopic disease: a randomised placebo-controlled trial. Marko Kalliomäki et al. Lancet 2001; 357: 1076-79)

乳酸菌がアレルギーに効いたという報告がある一方で、この資料のように、プラセボー（偽薬）とくらべて効いたという結果を示さないものも報告されている。

コラム

〝ネスレボイコット〟ってご存知ですか？

ネスレは世界最大の食品会社ですが、育児用ミルクを販売する手法が、WHOの〝6カ月までは母乳のみ育児がいい〟という勧告に反しているとして、「ネスレボイコット」が起こりました。何でそこまでと思われる方もあるかと思います。しかし、水道がない、哺乳瓶《ほにゅうびん》を殺菌できないなど、衛生環境が整わない国では、粉ミルクで子どもを育てることは命の危険と隣り合わせのリスクを背負うことになります。実際多くの子どもたちが壊死性腸炎《えしせいちょうえん》などで死ぬ事態となり、こうした地域で育児用粉ミルクの販売を促進したネスレなどの会社にたいして、ボイコット運動が起きたのです。1970年代のことです。

このような背景があって、1981年、「母乳代用品の販売流通に関する国際基準」（= International Code of Marketing of Breast-milk Substitutes、通称「WHOコード」）がWHOで決議されました。日本は棄権《きけん》しただけでなく、その後も国内法は整備されていません。その結果、日本では、育児用粉ミルクのほうが栄養価が高い、母乳だと子どもが貧血になりやすいなど、「母乳と粉ミルクとどちらがいいのか」というような問題設定がなされ、離乳期後期用に鉄分が強化されたフォローアップミルクが開発されると、母乳育児で離乳後期に離乳食でどう鉄分を補うかではなく、小児科専門医から離乳期後期にはフォローアップミルクを飲ませるべきだの大合唱になりました。

その結果、乳児期後半にかかりやすいロタウィルス腸炎（当時は原因ウィルスが不明で「乳児冬期白色便下痢《げり》症」と呼んでいました）などの感染性胃腸炎にかかったさい、フォローアップミルクを飲ませて高張《こうちょう》性《せい》脱水《だっすい》になる子どもたちが増えました。そのため、フォローアップミルクは危険だ、無理してフォローアップミルクを飲ませなくてもいいではないかとなりはじめ、フォローアップミルク大合唱がようやく止まったのです。

WHOコードは、一般には次のように訳されています（"Reborn archives"より）。

●母乳代用品の販売流通に関する国際基準（WHOコード）の内容

1　母乳代用品はすべて一般に宣伝してはならない。

2　母親に無料のサンプルを与えてはいけない。
3　無料あるいは優待価格での粉ミルク提供を含め、保健・医療機関に販売促進活動をしてはいけない。
4　企業が派遣する人が母親に接触してはいけない。
5　保健・医療従事者に贈り物をしたり、個人的にサンプルを渡したりしてはいけない。保健・医療従事者は母親に製品を渡してはならない。
6　赤ちゃんの画像を含め、人工栄養を理想化するような言葉あるいは画像を使用してはならない。
7　保健・医療従事者への情報は、科学的で事実に基づくものでなければならない。
8　乳児の人工栄養に関するすべての情報は、母乳育児の恩恵と優位性と、人工栄養にともなう経済コストと危険性を説明していなければならない。
9　加糖練乳のような不適切な製品は、乳児用に売り込むべきではない。
10　たとえ国がコード実施に向けて動いていなくても、製造者と流通業者はコードの条項に従うべきである。

私は、必ずしも粉ミルクを敵視しているものではありませんが、日本小児科学会、日本産婦人科学会、厚生労働省のホームページで「WHOコード」と入力して検索してもヒットしないという現実があること、WHOコードに違反している状況は日常茶飯事に見かけるということは指摘しておきたいと思います。

1章で紹介したギデオン・ラック氏（Gideon Lack）らがピーナッツ早期導入食品として用いた菓子、イスラエルでトップ占有率のピーナッツオイルのコーティングスナック「バンバ」のイスラエルの製造会社「オセム」の親会社はネスレであり、また、ギデオン・ラック氏の所属していたキングズ・カレッジ・ロンドン（Kings College London）はネスレと関係の深い大学で、ギデオン・ラック氏自身がネスレ栄養研究所（Nestle Nutrition Institute）の主催するネスレ栄養研究ワークショップ（Nestlé Nutrition Workshop〈59th：2006：Berlin, Germany〉）に座長兼スピーカーとして参加していたことは、歴然とした事実です。

しかし、N Engl J Med（アメリカの著名な医学雑誌）のピーナッツ早期導入の論文では、バンバの会社とは何の利害関係もなくバーゲンで買ったと記載されています。

一方、アメリカのピーナッツ生産者が設立した団体 The National Peanut Board のホームページには、「長い間待ち望んだキングズ・カレッジ・ロンドンのギデオン・ラック（Gideon Lack ）医師によるＬＥＡＰ研究（the Learning Early About Peanuts study）の結果が公表された」という記事の中で、「アメリカのピーナッツ産業は、ＬＥＡＰ研究を含むピーナッツアレルギー

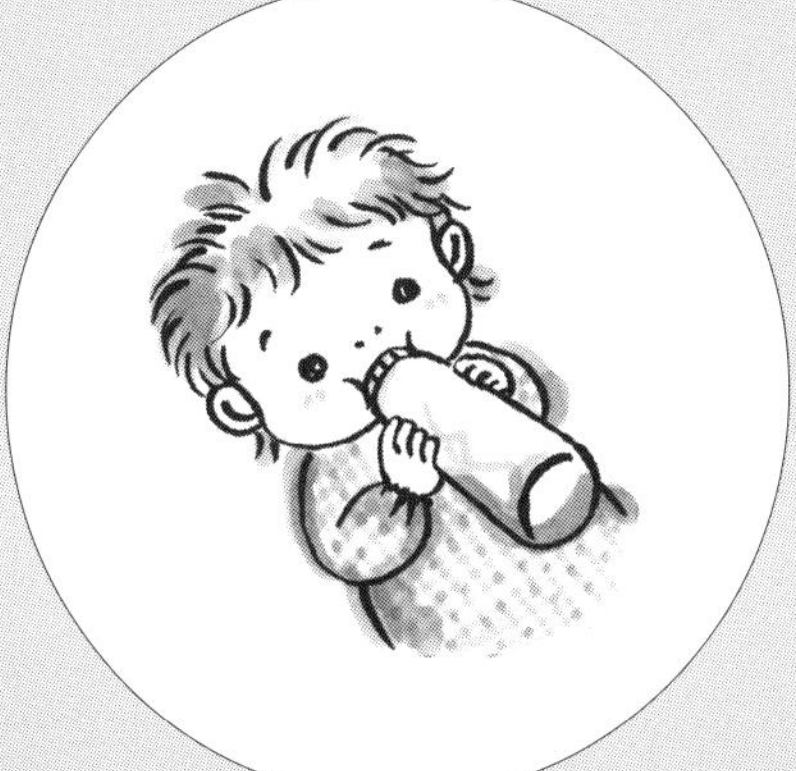

研究をサポートしているか？」という質問に対して、「イエス、National Peanut Boardは、ＬＥＡＰのような研究に対して過去15年間で１２００万ドル（およそ12億円）の資金提供をおこなってきた」とボブ・パーカー（Bob Parker）理事長兼CEOが答えています。

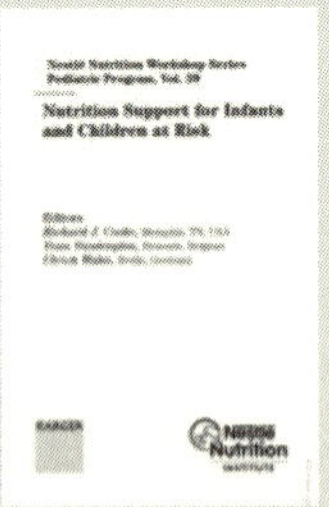

Nutrition Support for Infants and Children at Risk

Editors

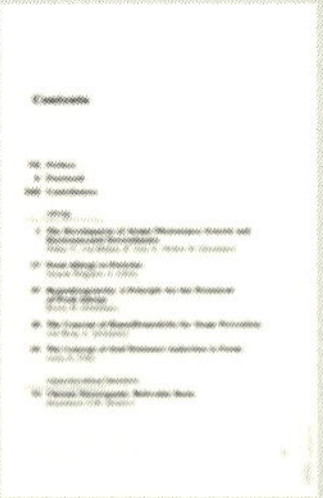

Contents

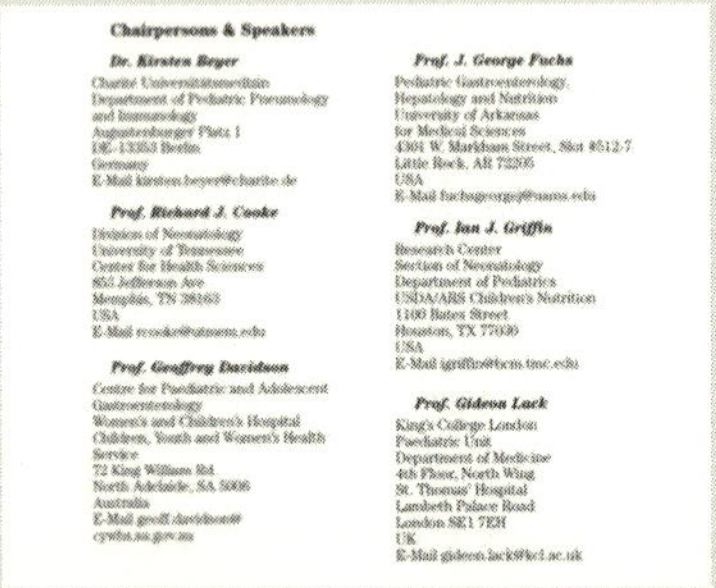

Chairpersons & Speakers

Dr. Kirsten Beyer
Charité Universitätsmedizin
Department of Pediatric Pneumology and Immunology
Augustenburger Platz 1
DE-13353 Berlin
Germany
E-Mail kirsten.beyer@charite.de

Prof. Richard J. Cooke
Division of Neonatology
University of Tennessee
Center for Health Sciences
853 Jefferson Ave
Memphis, TN 38163
USA
E-Mail rcooke@utmem.edu

Prof. Geoffrey Davidson
Centre for Paediatric and Adolescent Gastroenterology
Women's and Children's Hospital
Children, Youth and Women's Health Service
72 King William Rd.
North Adelaide, SA 5006
Australia
E-Mail geoff.davidson@cywhs.sa.gov.au

Prof. J. George Fuchs
Pediatric Gastroenterology, Hepatology and Nutrition
University of Arkansas for Medical Sciences
4301 W. Markham Street, Slot #512-7
Little Rock, AR 72205
USA
E-Mail fuchsgeorgej@uams.edu

Prof. Ian J. Griffin
Research Center
Section of Neonatology
Department of Pediatrics
USDA/ARS Children's Nutrition
1100 Bates Street
Houston, TX 77030
USA
E-Mail igriffin@bcm.tmc.edu

Prof. Gideon Lack
King's College London
Paediatric Unit
Department of Medicine
4th Floor, North Wing
St. Thomas' Hospital
Lambeth Palace Road
London SE1 7EH
UK
E-Mail gideon.lack@kcl.ac.uk

（Nestlé Nutrition Workshop
〈59th : 2006 : Berlin, Germany〉）

ネスレの研究所が主催するネスレ栄養研究ワークショップに参加した研究者たちの名が並ぶ（下）。研究に使われたピーナッツスナック菓子「バンバ」の製造会社の親会社はネスレ。しかし研究者は利害関係はないと主張。

3 食物アレルギー　基本的な考え方
——間違った情報に振り回されないために

食物アレルギーの基礎知識

からだを外敵（異物）から守る免疫反応が、かえって身体に有害な反応を引き起こすことをアレルギーと呼び、原因物質が食物の場合、食物アレルギーといいます。この免疫反応で一番ポピュラーなものが、即時型アレルギーで、Ⅰ型＝IgE型と呼ばれています。IgE抗体が関係する反応で、アトピー疾患のしくみ、アレルギー性鼻炎やアレルギー性結膜炎を起こすしくみです（左図参照）。

いま保育園や学校では、食べものアレルギーの子が増えていて、その対応が問題になっています。食べものアレルギーの原因は、保育園では卵、牛乳、小麦が多くなっています。食べものアレルギーの症状として、食べてしばらくしてじんましんが出る、咳《せ》き込んでゼーゼーが出る、もどしたり下痢《げり》をする、お腹が痛くなったり、便に血が混じるなどがあります。ひどいケースでは、意識がなくなったり、血圧が下がるアナフィラキシーショックを起こすことがあります。なかには、食べてから2、3日してから湿疹《しっしん》がひどくなる子もいます。

では原因となる食べものがわかったとき、どうすればいいのでしょうか。厚生省のガイドライン（「保育所におけるアレルギー対応ガイドライン」）でもはっきり書いていますが、基本

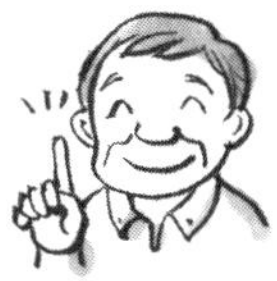

●I型アレルギーのしくみ

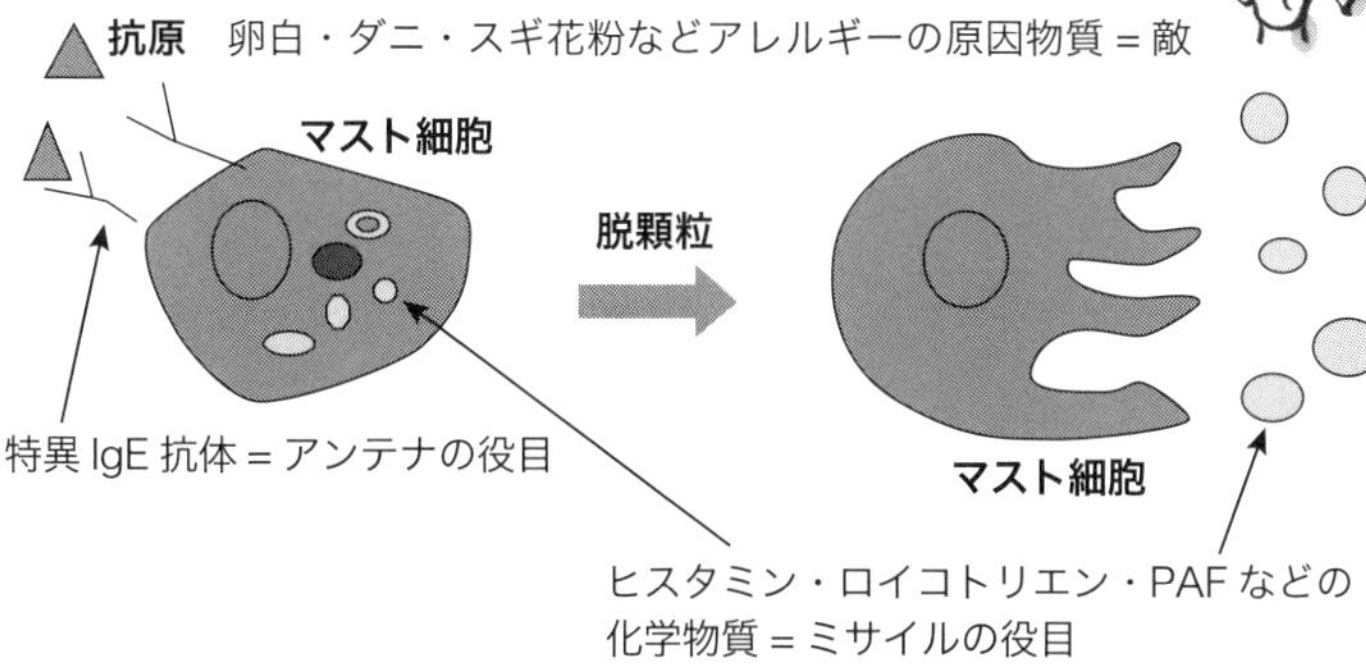

※ヒスタミンの作用…かゆみ・血管の透過性の亢進《こうしん》・気管支間収縮
※ロイコトリエンの作用…気管支収縮

抗原と特異 IgE 抗体が結合するとマスト細胞から化学物質が放出される。

●即時型の症状

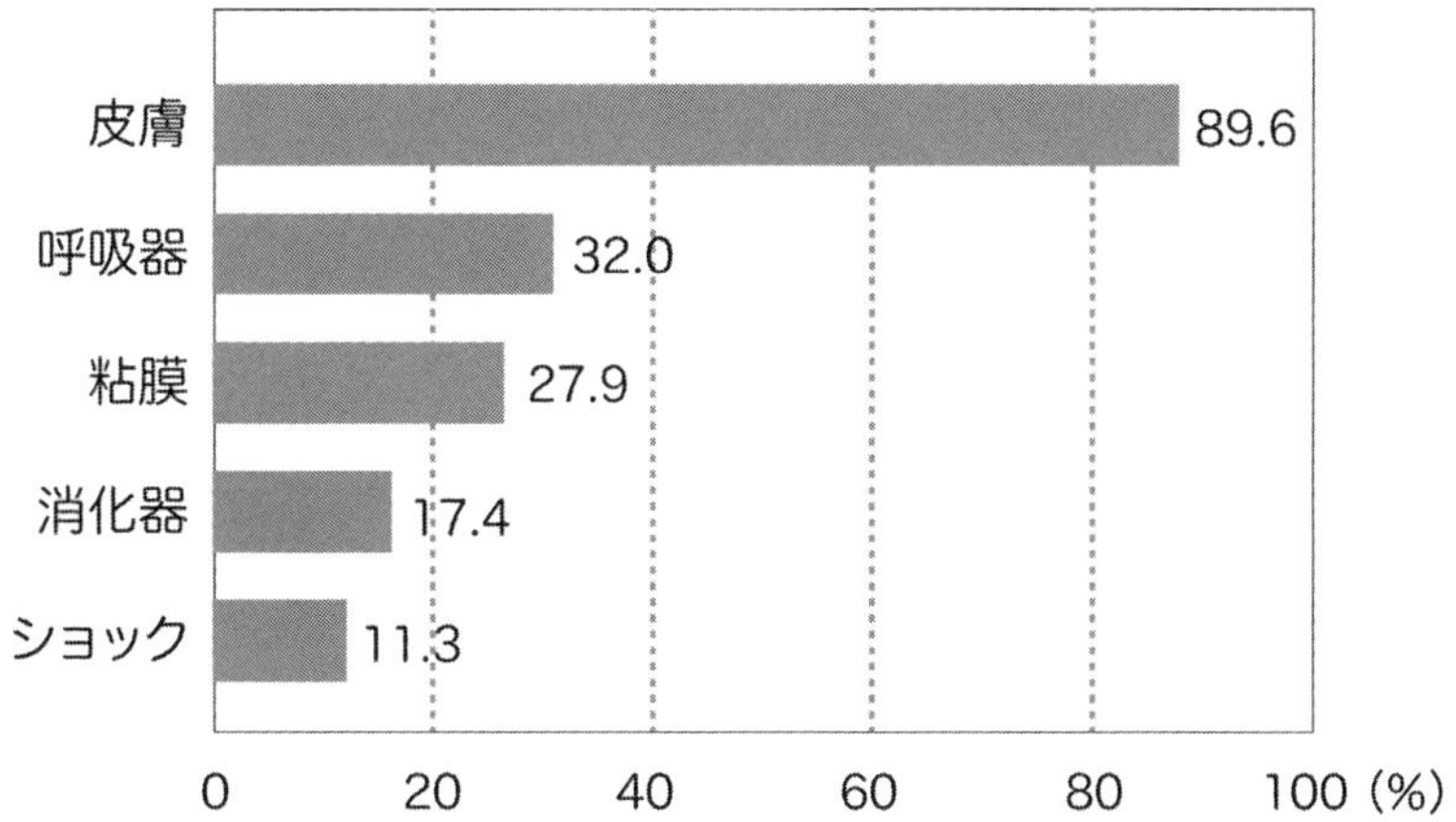

食物アレルギーの症状には、皮膚症状、呼吸器症状、粘膜症状、
消化器症状、ショック症状など多数ある。

（厚生労働科学研究費補助金　免疫アレルギー疾患等予防・治療研究事業
「食物アレルギーの発症・重症化予防に関する研究」」平成 20 年度）

的には原因となる食べものを食べないということです（「原因となる食物を摂取しないこと」が〝治療の基本〟です）。それは、赤ちゃんは消化と吸収の能力が未熟で、十分に食べものを分解しないで吸収することがあるために症状が出るからです。食べるのをやめると、自然によくなり、症状が出なくなります。これで、3歳で5〜6割の人が、6歳で8〜9割の人がよくなります。ほぼ30年間、多くの保育園で、食べものアレルギーには、このように原因物質をまず除去することで対処してきました。

除去と解除

ただし、大阪をはじめ全国の保育園で私たちが取り組んでいるところでは、一定期間やめたら少し食べさせてみて、食べられるようになったら医師の指示書に基づいて除去を緩めていくようにしてきました。要するに、食べて症状が出なければ食べる、食べて症状の出ないものまでやめる必要はないとの立場で臨んできました（その根拠は、食物アレルギーの場合、吸入アレルギーと違って、感作《かんさ》の閾値《いきち》と発症の閾値に大きな差がないためです）。

家庭と違って保育園では、指示書が出て、これが大丈夫そうだとなったら、週に何回か食べさせることができるので、食べても安全だということを確認しながらすすめることができます。これが保育園のいいところです。1985年から大阪では、医師の指示書に基づく原因食物抗原除去と解除を実施してきましたが、大きな問題を起こすことなく、重症例を除いて除去を解除することができてきました。

したがって、少し食べても何の症状も出なければ、食べ続けているということが一つのポイントであり、いま、問題になっている「食べれば治る」という主張は、この〝食べられるときは食べ続けるということが改善につながる、食べられるのにやめる必要はない、除去は必要最低限でいい〟という以上のメッセージは、いまのところはないと言えます。

重症例で症状が出るのに食べ続けるという方針については、学会でも明確に否定されていると言っていいでしょう（37ページ参照）。腸管でアレルギー反応が起これば、ヒスタミンなどの作用で腸管《ちょうかん》の透過性《とうかせい》が高まって、十分消化されないものが吸収されて、いろいろな食物にアレルギーを起こしてくるからです。ただアナフィラキシーを起こした事例は1年以上あけて解除するという方針がガイドラインでは示されていますが、これほど期間をあける必要があるかは、再検討が必要で、問題は未解明であると考えられます。

いずれにしてもアナフィラキシーショックを起こしたような事例のなかには、小学生になっても卵や牛乳を少しも食べられない子どもたちがいて、その重症の子どもたちへの対応が課題であったと言えます。

保育所での食物アレルギー対応に関する現状及び問題点

〈現状〉

(1) 保育所で預かる乳児・幼児は、学童に比べて食物アレルギーの頻度が高い。

(2) 保育所ごとに食物アレルギーの対応が異なっており、現場では著しい混乱がある。

(3) 給食対応は様々であり、誤飲事故も頻発している。

(4) 乳幼児の食物アレルギーの９割は乳児アトピー性皮膚炎を合併して発症している。

(5) 乳幼児期のアトピー性皮膚炎では食物抗原特異的 IgE 抗体の偽陽性が多い。

(6) 学童期に比べるとアトピー性皮膚炎との関連も乳児期・幼児期早期は認められる。

(7) “食物アレルギーの関与する乳児アトピー性皮膚炎”から“即時型”への移行もある。

(8) 乳幼児期には食物アレルギーの寛解（耐性化）も多く、変化が早い。

(9) 標準的な診断・治療を受けていない子どもも多くみられる。

(10) 近隣の開業医、施設長・保育士・栄養士の食物アレルギーに関する知識が最新の情報ではない。

(11) 病診連携（開業医と専門医の連携）が不十分で正しい指導を受けていない例や食物経口負荷試験未実施例も多い。

※ここでは〈問題点〉は省略し、〈現状〉のみ掲載。

（厚生労働省「保育所におけるアレルギー対応ガイドライン」より）

具体的な解除の仕方

卵、牛乳、小麦についての解除の仕方については、拙著『食物アレルギー 正しい除去と安全な解除』に詳しく書いていますのでそちらを参照していただくこととして、ここではかんたんに要約します。

〈卵アレルギーの場合〉 牛乳アレルギーがない場合は、卵ボーロ（1個0.4ｇで鶏卵5.5％＝0.02ｇ含有）を使って解除していきます。

牛乳アレルギーもある場合は、0.1％もしくは5％卵白含有のちくわ（1本20～25ｇ）を使って、5％では、1本を20分の1にスライスすると1枚0.05ｇの卵白が入ったちくわができることを参考にちくわを刻んで与え続け0.6ｇぐらいまでくれば、カステラに進むことができます。カステラは一切れ30ｇで10ｇの全卵含有ですので（カステラには牛乳が含まれていない）、16分の1に切ると0.6ｇ程度の卵が含まれます。これを毎日増やして数カ月で10ｇの卵まで増量します。ここをクリアしたら、天ぷら、ハンバーグ、錦《きん》糸《し》卵《たまご》やゆで卵へと解除していきます。

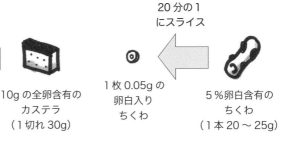

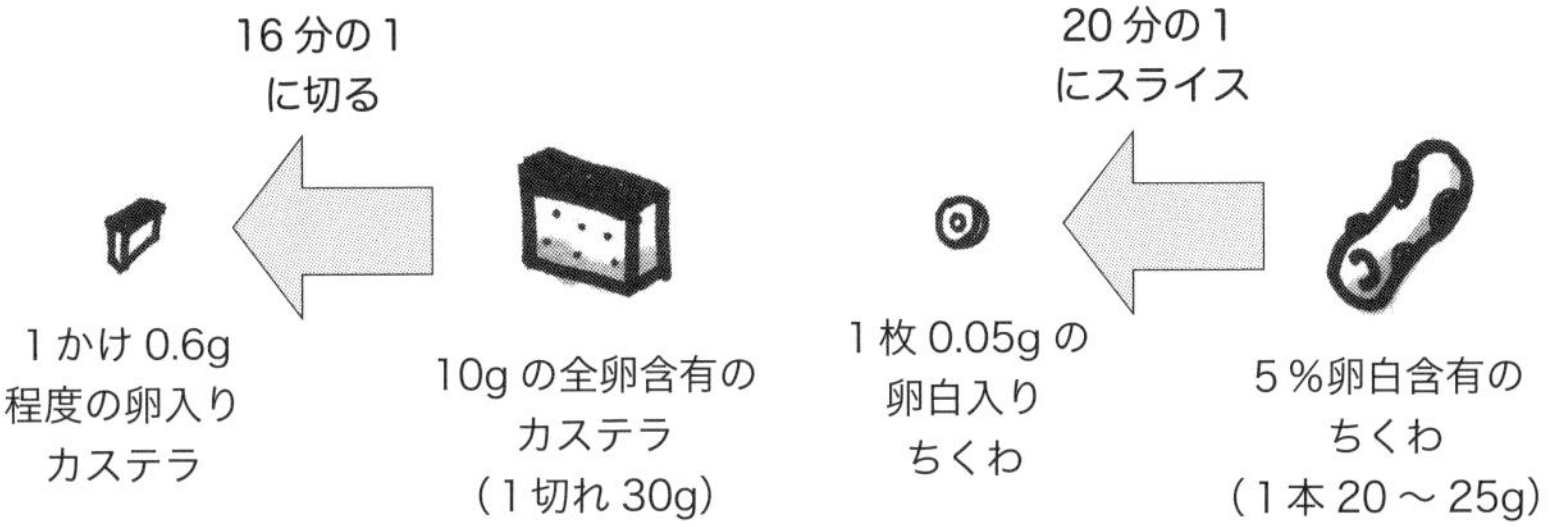

〈牛乳アレルギーの場合〉　卵アレルギーもある場合は、森永マリービスケット（1枚に牛乳1ml相当の乳タンパク含有）を32～16分1から順に卵の場合と同じ要領で増やしていきます。3枚まで大丈夫になれば、卵の入っていない食パンなどを選んで増やしていきます。食べられてよかったとうれしくなるような食材を選ぶことがコツです。

〈小麦アレルギーの場合〉　スパゲティ1cmぐらいからふやし、うどん、パンへと解除していきます。

＊　＊　＊

　食材を選べばみんなが同じテーブルで楽しく食べられるようになります。誰のための解除かを忘れず楽しく日常生活が送れるようにすることが大切ですね。

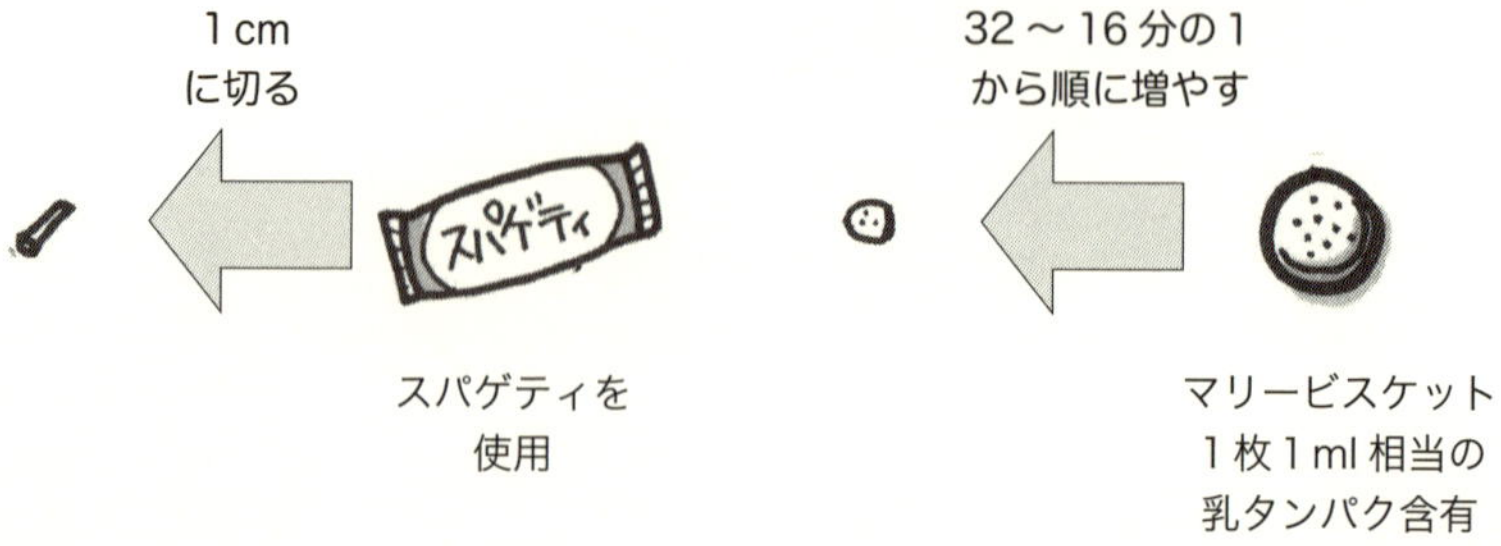

4

複合汚染とアレルギーの増加

──間違った情報の背景にあるもの原因を何に求めるのか？

アレルギーの原因をどう考える？

世間を騒がせている食物アレルギーに関するさまざまな意見は、アレルギー疾患《しっかん》が世界的に増加している原因を何に求めるのかということに関係しています。歴史的に見れば、細かなメカニズムは解明されていないとしても、複合汚染がその原因であることは明白と言っていいでしょう。

食物アレルギーが増加しているのは、あくまでその一部であるという、理解がない視野の狭い専門家が出している〝離乳開始が遅いから食物アレルギーが増えるのだ〟という仮説は、事実とかけ離れた主張にすぎないことがはっきりすると思います。

離乳食という概念がなく、歯が生える1歳近くまで母乳育児が一般的であった中国や日本で近世までアレルギーが増加していなかったことや、アメリカの影響で粉ミルクの開始が早まった日本で、牛乳アレルギーが増加した歴史的な事実を考えると明らかです。

米より小麦のほうが栄養がいいとか、粉ミルクのほうが母乳より栄養豊富であるという主張は、アメリカ政府の貿易政策と深い関連があったということがいまでは明白ですが、最近のアレルギー増加をめぐる一部学者の主張には、政府や企業との癒着が疑われるものもあります。研究が政府や企業のサポートがなければ成り立たない現状を反映していると言っていいでしょう。ドキュメンタリー映画「不都合な真実」（2006年、アメリカ）は、タバコによる健康被害だけではなく、アレルギーがなぜ増えているかを考えると、本当のことが見えてくるのではないでしょうか。

　世界の科学者は、複合汚染がアレルギーだけでなく、健康被害を子どもたちにもたらしていると考えています。それが反映しているものがエコチル調査で

●エコチル調査の分野別仮説

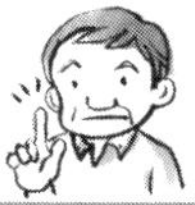

妊娠・生殖分野	①化学物質のカップルへの曝露は性比に影響を及ぼす。 ②妊娠中の化学物質の曝露により、妊娠異常や胎児・新生児の発育異常が生じる。
先天奇形分野	①環境中の化学物質が先天奇形の発生に関与する。 ②先天奇形症候群奇形発症は、遺伝的感受性と曝露量の複合作用による。
精神神経発達分野	①胎児期および幼少期における化学物質の曝露が子どもの発達障害および精神障害に関与している。 ②胎児期および幼少期における化学物質の曝露が子どもの精神症状に関与している。
免疫・アレルギー分野	①胎児期および幼少期における、近代的環境で著しく増加した化学物質の曝露が、子どものアレルギー疾患に関与している。
代謝・内分泌分野	胎児期および幼少期における環境中の化学物質の曝露が、 ①小児期から成人期の肥満、インスリン抵抗性、2型糖尿病の発生に関与する。 ②小児・思春期の成長、思春期および成人期の性成熟・生殖能力・性腺系発癌に影響を及ぼす。

（環境省ホームページより）

エコチル調査の中心仮説は「胎児期から小児期にかけての化学物質曝露《ばくろ》をはじめとする環境因子が、妊娠・生殖、先天奇形、精神神経発達、免疫・アレルギー、代謝・内分泌系に影響を与えているのではないか」というもの。

す（子どもの健康と環境に関する調査。「エコロジー」と「チルドレン」を組み合わせて「エコチル調査」という）。

アレルギー体質と環境

アレルギーがなぜ増えているのかを考えるうえで大切なことは、まず身近なところでの事実、そして世界的な視点で歴史的に事実を確かめることです。世界中でアレルギーの子どもが増えていますが、とくに急速な工業化で大気汚染が進行した中国で小児ぜんそくが急増していることなどは、産業革命後のイギリスでの健康被害、高度成長下の日本での川崎ぜんそく、生駒《いこま》ぜんそくなど、大気汚染とぜんそくの増加などと同様です。

アレルギーは、遺伝（生まれついた体質）と環境によって決まります。アレルギーはヒポクラテス（古代ギリシャの医師）の昔からあったと言われていますが、めずらしいため、20世紀になって、〝奇妙な〟という意味で〝アトピー〟と名づけられました。

世界中で増加しており、日本では、成人の3人に1人が、ぜんそく・アレルギー性鼻炎・アレルギー性結膜炎・じんましん・アトピー性皮膚炎などのアレルギー疾患《しっかん》（アトピー性疾患）に悩まされているというデータも出るほど、ありふれた疾患になってしまいました（平成

●アレルギー体質だとどうなる？─アレルギーマーチについて

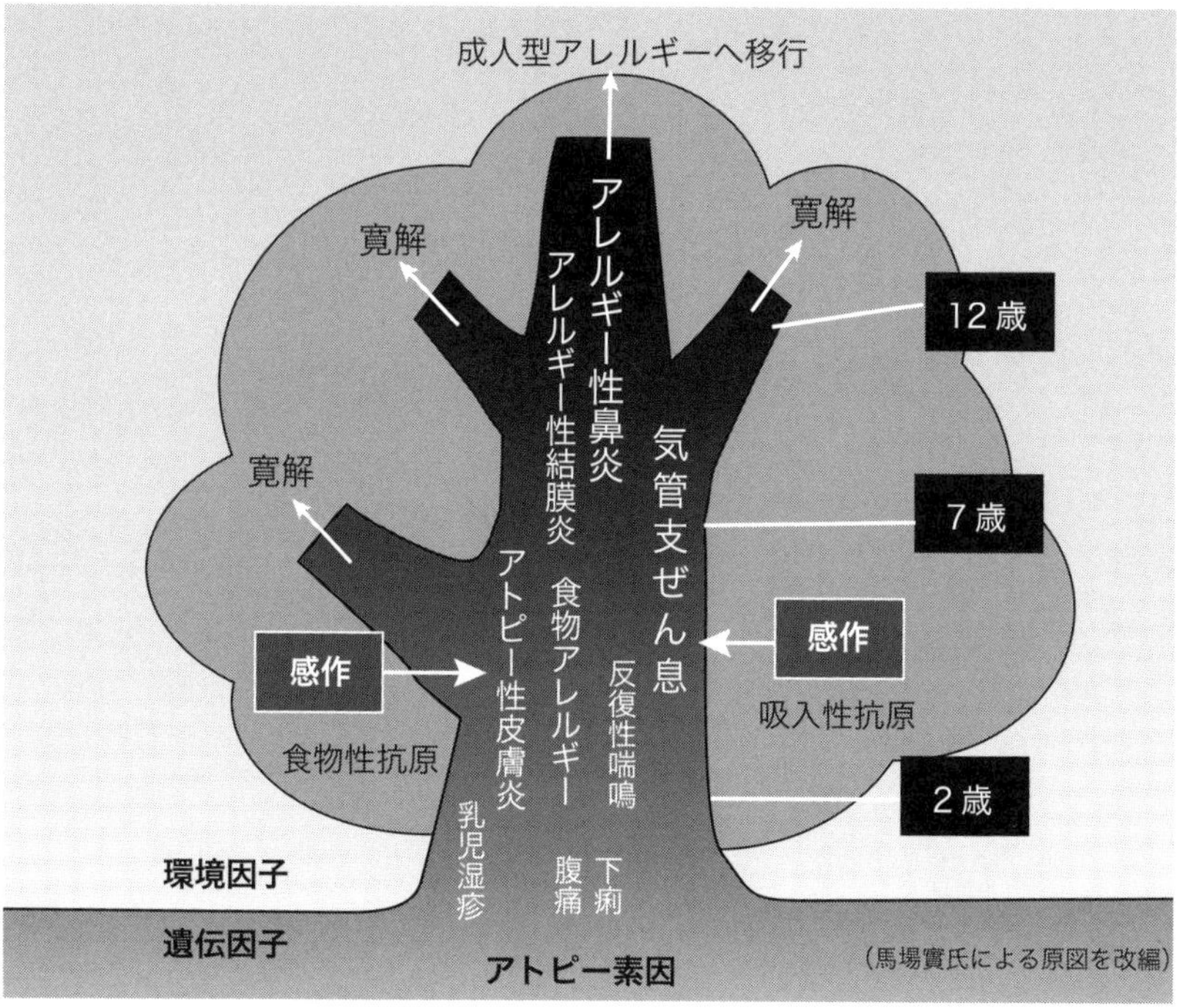

※本図はアレルギー疾患の発症・寛解を図示したもので「再発」については示していない（2010 改編図）

“アレルギーマーチ”とは、これを提唱した同愛記念病院小児科の馬場實氏によると、「アトピー素因のある人に、アレルギー性疾患が次から次へと発症してくるようすをいうもの」で、これを模式図にしたものが上の図。

15〈2003〉年度保健福祉動向調査。全国300地区抽出世帯員4万1159人を対象にした調査「この1年間に皮膚、呼吸器および目鼻のいずれかにに何らかのアレルギー症状があった」と35.9％が回答。このうちアレルギーと診断されているものは全体の14.7％)。

その後の2008年の全国小児ぜんそく有症率では、6~7歳で13.8％であり、小児のぜんそくはここ20年間に約3倍に増加しています。

また、2006年の全国11カ所の有病率調査では全国一般住民の鼻アレルギー症状を有する（花粉症を含む）頻度は47.2％と報告されています（厚生労働科学赤澤班2010報告）。

遺伝的な体質が急に変化するわけではなく、環境の影響でアレルギー体質が悪化増悪することが次第にわかってきました。世界的な課題としてエコチル調査がおこなわれています。問題にされていること

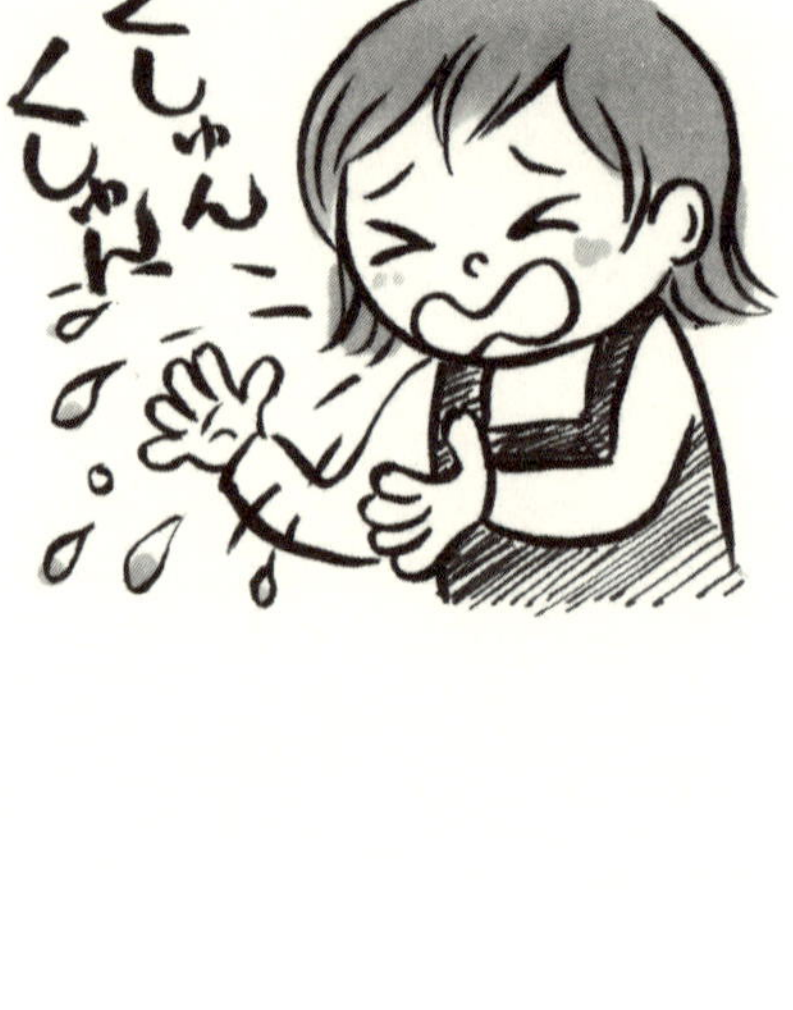

が表に示されてます（59ページ参照）。

衛生仮説の問題点

いまよく報道されている「衛生仮説」は、都会でアレルギーが多いという事実を、きれいになりすぎたとか、動物が少ないという視点のみでとらえており、「猫を3匹以上飼えばアレルギーにならない」など原因と結果をひっくり返した報告が目立つなど、複合汚染の視点が欠如《けつじょ》しており、問題が多いと言わざるをえません。

日本で現在もなお増え続けるアレルギー疾患《しっかん》の一つとしての気管支ぜんそくのデータは、原因が改善されていないことを示しています。

食品汚染とアレルギー

ひとつは、食品添加剤や残留農薬による食品汚染です。いずれも、それ自体がアレルギーの原因物質として作用するだけでなく、アレルギー反応を増強するアジュバント効果（65ページ参照）をもつことが知られています。

最近、小麦アレルギーが増加しているのは、小麦の輸入自由化によってアメリカやカナダから、ポストハーベスト（収穫後にカビや虫を防ぐために使われる農薬）により高濃度に汚染された小麦が輸入されるからと考えられます（小麦による離乳食開始が遅れたからだとは誰も言わないでしょう）。

また、抗生剤は、人の医薬品だけでなく家畜や養殖飼料《しりょう》にも使用されており、以前は食品では検出不能が条件でしたが、輸入にからんで10種類以上の抗生剤が残留許可され、抗生剤や農薬で汚染された食品が市場に出回っているのです（実際、胚芽米に、炊飯前で0.013 ppm有機リン剤が含まれていて、炊飯後であっても、一定量残っていることが、検査測定で判明した事例も経験しています）。

以前、赤ちゃんがアレルギー検査では異常がないが、原因不明のじんましんを繰り返すということで来院されたことがありました。肉や魚に関係してじんましんが出ていることが多いようなので、残留抗生剤を疑って、飼料に使われるもの

●抗生物質の使用区分別使用量

（単位：t, 純末換算／年間）

ヒト医薬品		家畜		養殖魚	作物
病院内	処方薬	動物用医薬品	添加物	水産用医薬品	農薬
100	420	830	230	230	400

（農林水産省・食品と暮らしの安全基金調べ　2003年10月発表）

抗生物質の使用は医薬品だけではない。知らず知らずのうちに抗生剤に汚染された食品を食べていて、それがアレルギーを引き起こしているケースもある。

と同系列の抗生剤を少しだけなめさせたところ、2〜30分ほどして全身にじんましんが出現。抗生剤アレルギーとわかりました。赤ちゃんは病院で抗生剤を一度ものんだことがありませんでした。そのため抗生剤は食品をつうじて摂取されたと考えられるのです。

大気汚染とアレルギー

アレルゲンとなる環境因子としてはさまざまなものがありますが、PM2.5やディーゼル排気ガス中微粒子（DEP）など、大気汚染物質はアジュバント効果（※）があり、アレルギー体質反応が増強されるのです。

※　アジュバント効果…スギ花粉症では、ディーゼル排ガス中の微粒子が、杉花粉に対するIgE抗体産生《さんせい》を促進することがわかっています。このように抗原単独より、ある物質を一緒に感作すると抗体産生を促進する作用のあるものを「アジュバント」と呼びます。

DEPは小児の吸入抗原感作《かんさ》をはやめるとの報告〈12〉や、DEP暴露《ばくろ》は肺での抗原特異《とくい》免疫担当細胞の集積《しゅうせき》をつうじてアレルギー性ぜんそくを発症させるとの報告〈13〉、PM2.5レベルとアレルギー外来受診者数の比較で花粉シーズンで相関を認める報告[14]があり、診療の現場の実感と一致しています。そのしくみとして、PM2.5やspm（浮遊粒子状物質）がアジュバントとして作用するとの報告[15]があります。

ちなみに、1985年前後のNO_2環境基準緩和（NO_2の環境基準値を0.02 ppmから0.04〜0.06 ppmに緩和）した際、小学生を対象にした調査で、NO_2（二酸化窒素）濃度とぜんそく発生率との間に相関関係があることがわかったのですが（NO_2が、0.02 ppm以上の地域ではぜんそくが増加する）、そのデータを無視して、政府は環境基準を緩和しました。

とくに最近では、PM2.5が注目されており、以前は風邪のため夜間にぜんそくが誘発される症例が多かったものが、PM2.5高濃度の日

● PM2.5が高濃度の日に増えるぜんそく

〈PM2.5分布予測〉

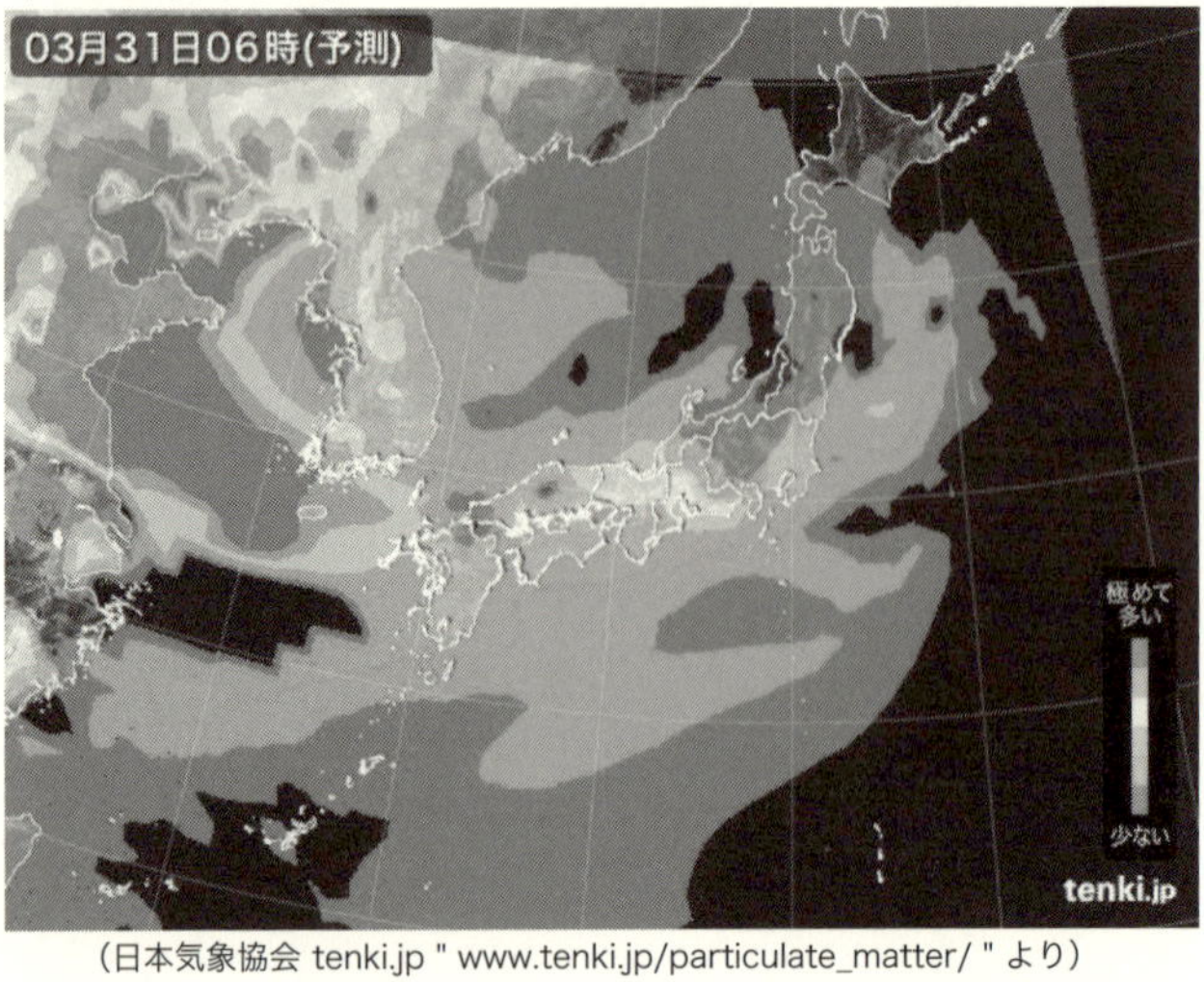

（日本気象協会 tenki.jp " www.tenki.jp/particulate_matter/ " より）

中国で発生した高濃度のPM2.5が日本列島に飛散した日、ぜんそくを発症させる子どもの事例が増えた。

● PM2.5 により注意喚起がおこなわれる判断濃度は “80” だが…

※ PM2.5、日平均値、環境基準値は 35 μ g/m³、年平均値 15 μ g/m³

局名	1時	2時	3時	4時	5時	6時	7時	8時	9時	10時	11時	12時	13時	14時	15時	16時	17時
守口保健所	3	0	4	5	5	7	7	9	6	4	4	5	8	6	6	11	10
国設大阪	0	0	0	7	14	11	9	7	4	2	4	5	4	4	5	12	15
茨木市役所	6	5	5	5	4	6	4	3	2	5	5	9	5	5	10	7	9
寝屋川市役所	16	9	7	6	5	8	5	5	10	5	1	2	9	12	14	9	10
高石中学校	9	9	4	7	1	7	6	4	5	10	2	3	7	9	14	6	10
池田市立南畑会館	0	6	2	6	6	1	2	3	0	10	9	6	15	19	13	12	19
大東市役所	4	5	3	7	0	7	−2	4	2	15	22	11	9	16	12	13	9
府立修徳学院	3	2	1	5	1	6	−2	1	2	24	34	20	15	20	21	13	18
貝塚市消防署	−2	6	4	4	1	2	1	−7	8	20	17	12	15	16	21	19	10
島本町役場	3	2	4	4	0	0	6	7	7	3	1	3	2	1	5	6	7
富田林市役所	12	8	1	−2	2	1	−6	-31	-17	13	13	11	17	13	11	16	27
南海団地	5	4	5	4	5	4	4	5	9	10	8	7	10	10	8	8	11
泉南市役所	8	-1	4	3	3	4	4	-4	-4	16	16	17	17	21	19	21	11
緑ケ丘小学校	5	2	2	2	1	0	0	-4	-17	9	14	15	19	19	14	16	27
三日市公民館	8	1	3	0	1	2	0	-7	-20	8	16	7	13	12	11	17	16

局名	1時	2時	3時	4時	5時	6時	7時	8時	9時	10時	11時	12時	13時	14時	15時	16時	17時	18時	19時
守口保健所	12	14	13	18	13	14	20	18	24	28	****	28	29	24	27	26	29	28	28
国設大阪	25	24	18	16	19	23	18	18	19	26	28	25	23	24	26	27	24	29	34
茨木市役所	13	14	11	11	12	15	14	15	18	14	27	36	30	31	28	30	28	29	33
寝屋川市役所	16	21	16	21	20	27	24	19	21	27	29	42	41	21	17	****	32	30	20
高石中学校	19	17	20	20	27	17	20	25	32	37	36	34	33	31	48	35	32	36	24
池田市立南畑会館	8	12	12	10	15	7	12	5	13	30	45	46	45	39	35	34	34	17	20
大東市役所	18	12	15	13	19	13	15	14	20	31	48	52	43	34	23	30	28	24	28
府立修徳学院	11	14	11	20	19	13	16	17	21	35	71	104	64	40	31	31	31	29	26
貝塚市消防署	15	17	23	19	18	16	13	10	31	37	49	41	41	31	37	40	37	22	22
島本町役場	11	11	10	11	9	13	15	13	19	16	24	26	****	21	22	25	30	22	23
富田林市役所	15	14	21	14	12	20	12	−8	11	24	56	46	50	37	35	45	34	32	40
南海団地	15	17	16	12	12	12	16	17	23	22	23	24	28	28	28	30	29	23	24
泉南市役所	18	15	15	15	14	12	15	18	17	34	46	42	43	34	43	28	25	25	17
緑ケ丘小学校	11	19	19	13	13	19	17	15	8	23	44	44	42	35	38	39	35	31	29
三日市公民館	18	16	14	15	15	16	16	14	2	30	47	48	****	36	31	34	36	35	27

（大阪府大気汚染常時監視のページより）

注）上の表は 17 時まで、下の表は 19 時までを掲載

PM2.5 により外出禁止などの注意喚起がされる政府の判断濃度は、80 μ g/m³。しかし、ぜんそく等の症状はそれよりも低い濃度で発生しているのが現状。表は、上が “PM2.5 の飛散がない日 ”。下が “ 飛散のあった日 ” のデータ。グレー部分は基準値よりも高い数値を示している。

に、昼間に外で遊んでいるときに咳《せ》き込みだして、ぜんそくを発症（初発）する事例が増えています。

政府の暫定《ざんてい》指針では、平均値が80μg／m^{3}以上で外出禁止などの注意喚起をする（注意喚起時の行動のめやすは、屋外での長時間の激しい運動や外出をできるだけ減らす。屋内でも換気や窓の開閉を必要限にする。呼吸器系や循環器系疾患《しっかん》のある方、小児、高齢の方は体調に応じて、より慎重に行動する）ことになっていますが、もっと低濃度で反応しているのが実態です。

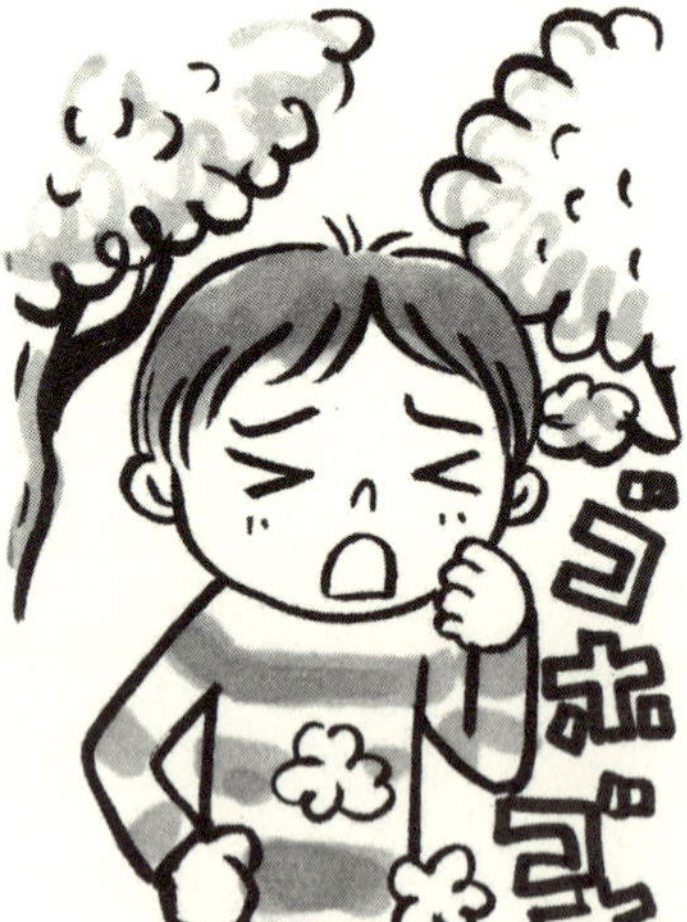

黄砂の影響

黄砂《こうさ》はそれ自体に加え、中国の工業地帯を飛散してくることで亜硫酸《ありゅうさん》ガスなどの汚染

●学校種別　ぜんそくの子どもの推移

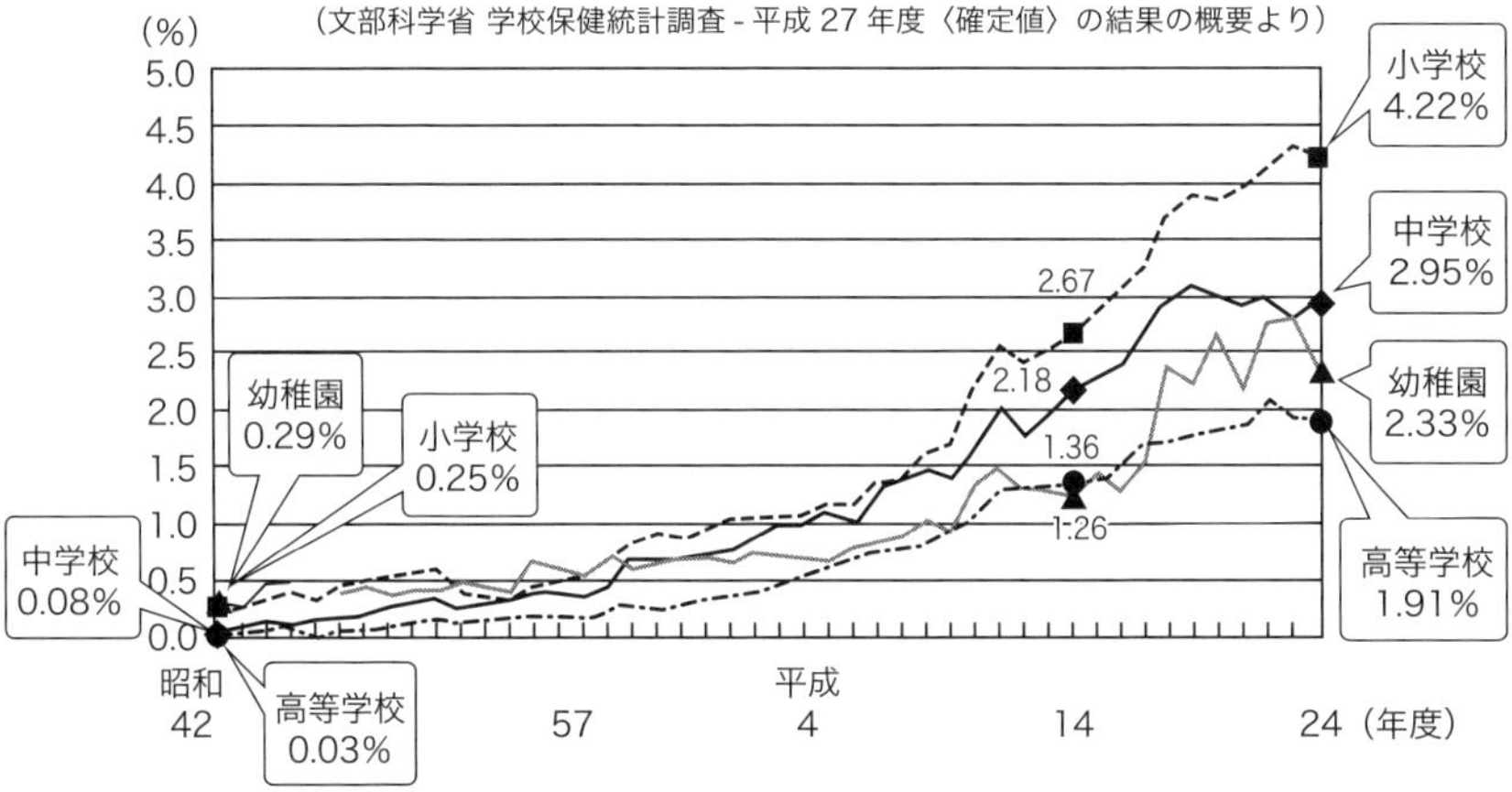

※昭和 46 年度は、幼稚園（5 歳）については調査していない。

40 数年前にくらべ、ぜんそくの子どもが大幅に増えている。他のアレルギーも同様である。複合汚染が子どもたちに健康被害をもたらしているといえる。

●黄砂観測日数の平均値（月別）　※国内 61 地点の統計

（気象庁ホームページより）

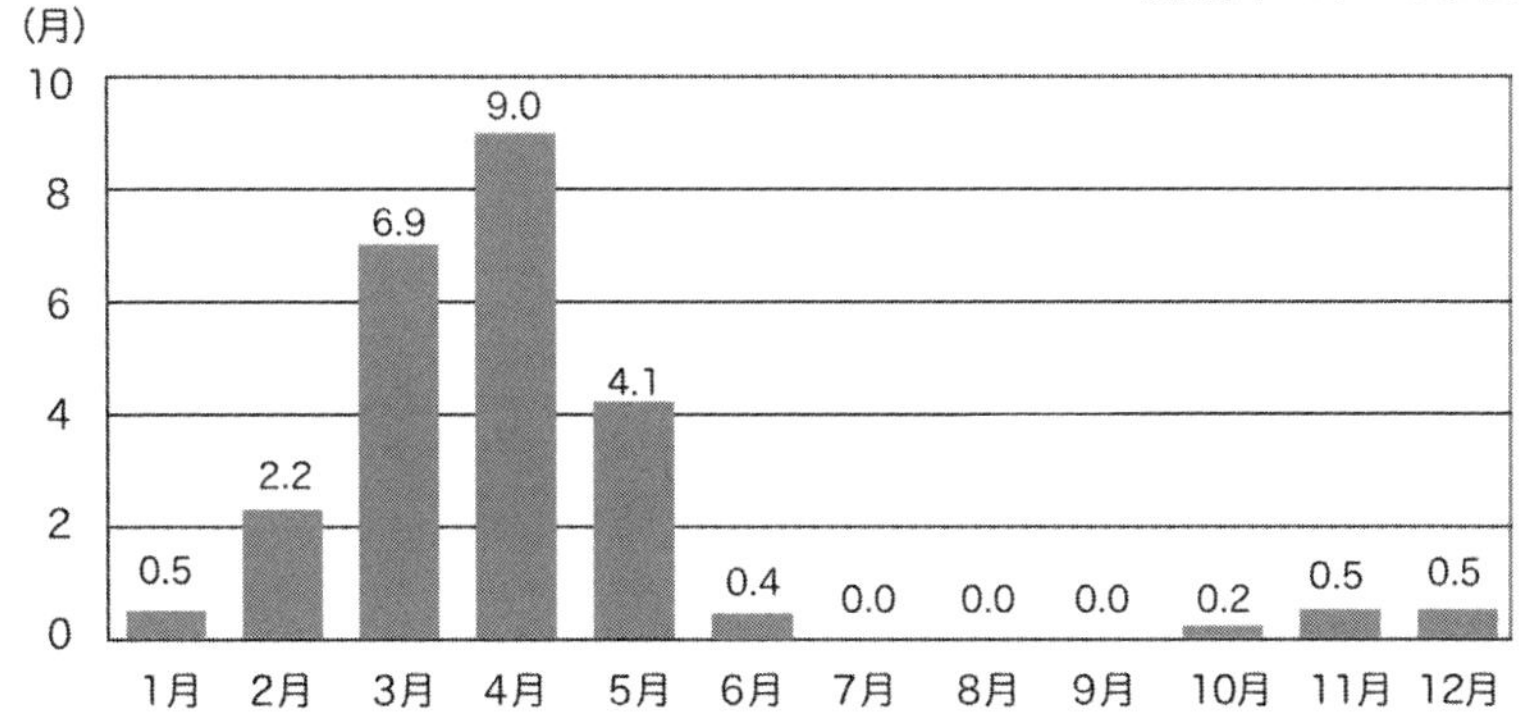

※気象庁のホームページでは、月別黄砂観測日数平均値（国内で目視観測を行っている気象官署 61 地点について、黄砂現象が観測された日数を月別に集計し、1981 年から 2010 年の 30 年で平均した値）が公表されています。

黄砂の多い２月～５月は花粉症やぜんそくの悪化に注意が必要。

物質をともなってアレルギー反応を増強させています。
黄砂《こうさ》が多い日には、花粉症が悪化したり、ぜんそくが悪化したりすることを経験します。

室内汚染

室内汚染でもっとも大切なものは、タバコと石油ストーブですが、最近では柔軟剤や洗剤の香料や銀イオンによる皮膚炎の悪化やじんましんを繰り返す事例を経験しています。柔軟剤をやめ、洗濯も無香料の洗剤を使うことが大切ですね。

上記をかんたんに言うと、複合汚染がアレルギーを増やし続けているということです。

Q&A

ここが知りたい
——食物アレルギーなどいろいろ

Q1 小麦アレルギー、味噌やしょうゆも避けるべき?

3歳の娘に小麦アレルギーがあります。小麦が入っていなければ大丈夫だと思っていたのですが、味噌《みそ》やしょうゆにも反応する小麦アレルギー児がいると、最近、知り合いから聞きました。いまのところ味噌やしょうゆで症状が出たことはありません。味噌やしょうゆもできるだけ避けたほうがよいのでしょうか?

A 症状が出ていなければ避ける必要はない

症状が出ていないので避ける必要はありません。味噌やしょうゆは大豆を発酵させて作るものですが、途中で小麦を使う製品も多いので一定の注意が必要です。が、小麦のないものを選べばほぼ大丈夫です。

また、しょうゆについては、小麦が入っていてもアミノ酸にまで分解されているので心配ないとの見解もありますが、重症の小麦アレルギーでは反応する場合もありますので、注意が必要です。

小麦アレルギーはひどくても改善が早い人が多いので、しょうゆを食べても大丈夫なら、次のステップへ解除を進めることができるかもしれません。

Q2　アレルギーを起こす食材の使用はいつまで?

保育園で働いています。今度、食物アレルギーをもつ乳児（6カ月）が入所することになりました。アレルギーを起こす食材の使用は、いつまで遅らせればよいでしょうか? また、食物アレルギーの乳児が増えていると聞いたことがあるのですが、それはなぜですか?

A　2歳から解除が標準だが、症状が軽ければ早めることも

何を食べてどのような症状が出たかをまずしっかり、ていねいに聞くこと。「医師の診断根拠は何か」をつかんでおくことが大切です。

一般的には、食物アレルギーの原因食物は2歳まで除去すれば少し改善してくるので、2歳から解除していくのが標準的ですが、程度が軽ければ1歳から解除していける場合も

多々あります。除去により卵アレルギーの場合3歳で60％、6歳までに90％が改善すると言われています。食物アレルギーが増えている原因は、複合汚染が原因であると考えています（57ページ～）。

Q3　卵アレルギー、誤食で気をつけることは？

2歳の息子に卵（鶏卵）アレルギーがあり、卵を避けるなど、誤食しないよう注意しています。調味料も表示に卵がないものを使っていますが、他に気をつけることはありますか？

A　みりん、せんべい、チーズに気をつける

卵はほとんどの場合、加工食品では表示があります。しかし、一部に表示がなく、卵のアレルゲンである卵白リゾチームを添加剤として使っているものがあります。みりん、せんべい、チーズに主に用いられています。

Q4 「食べて治す」治療で経過がよくない。どうすべき？

勤務先の保育園に、「食べて治す」方法で食物アレルギーの治療を受けている子どもがいます。しかし、経過がよくないので、園としてどう対応すればよいか（給食をどうすればよいか）悩んでいます。セカンドオピニオンを勧めてもよいでしょうか？

A 基本はまず除去、それから徐々に安全に解除

食物アレルギーへの対応の基本は、まずやめて、それから徐々に安全に解除することです。不必要な除去をする必要はありませんが、症状が出るのに食べれば治るというのは感心できません。一度アナフィラキシーを起こした子どもは除去解除に消極的になり、チャレンジ自体を嫌がることが多いからです。

少しずつ解除していく経験は大阪を中心に30年以上の経験があります。東京を中心に全面除去だけ指導してほったらかしにしてきたグループの反省が、やめるだけではなく食べられるものは食べようよと方向転換したと理解する方がいいのではないでしょうか。経過

がよくないのであれば、セカンドオピニオンは勧めてもいいと思います。

Q5 除去食の子。家で食べているのなら再考したい

保護者に頼まれ卵の除去食を出している園児がいます。しかし、その子どもに話を聞くと、家では卵の入ったプリンを食べているようです。それでアレルギーが起きないのであれば、園でも同様のプリンを出したいと思っています。保護者にどのように話をすればよいでしょうか？

A 医師の指示書と親からの聞き取りにもとづいて対応

3歳以降のお子さんの印象ですね。医師の指示書にもとづいて除去しているのであれば、指示書では除去でも自宅でまず解除して、次に保育園でも解除の手順を踏むようにしていますので、「お家では解除はすすんでいますか？　すすんでいるなら次の節目（普通4月と10月）に保育園でも解除しようと思いますので指示書をよろしくお願いします」と、お話

しされればいいと思います。

しかし、指示書抜きで除去しているのであれば、「そろそろ少しずつ解除してもいい時期なので、お家でカステラやプリンを食べてみてよければ、保育園でも解除しようと思います」と、お話しされることです。

気をつけることは、基本は医師の指示書と親からの聞き取りにもとづいて除去をスタートすること、ドーナッツでもミスタードーナッツのオールドファッション1個には、卵黄が0.6g含まれているだけですし、グリコのプッチンプリンにも卵は極少量しか含まれていないので、子どもの話だけで動揺しないように冷静に対応してください。

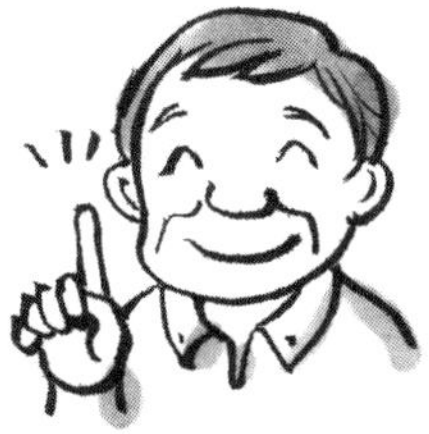

Q6 アレルギーにならないよう予防することはできる？

まもなく出産を迎えます。私自身はアレルギー体質ではありませんが、アレルギーの子どもが増えているから気をつけるよう、食物アレルギーのある親戚から言われました。アレルギー体質は生まれつきで、気をつけようがないと思っていますが、予防法などあるのでしょうか？

A 汚染物質や添加剤の塊のような食品は避ける

アレルギーは、遺伝と環境で決まります。ほとんどの調査で食物アレルギーのお子さんには、アレルギー体質の親きょうだいがいる率が高いとなっています。家族歴がなければ偏《かたよ》らない食事に気をつけること、汚染物質や添加剤の塊のような食品は避けたほうがいいでしょう。家族歴が強い場合や第1子が卵アレルギーがある場合、日本の研究（同愛記念病院・馬場實先生）では、妊娠7カ月から生後7カ月まで卵制限をした場合、しなかったグループより卵アレルギーが半分に減ったとの報告があります（外国の報告では、妊娠中だけの制限あるいは授乳中だけの制限では効果は不定）。

Q7　エピペンを使っている園児にどう対応すればいい？

保育士をしています。エピペン*を使用している子どもが園に入ることになりました。職場でどのような体制をとり、いざというときにどのような対応をすればいいのでしょうか？

A　どのタイミングで使うか保護者と話を一致させる

保育士は医者でも看護師でもありません。親の代わりに打つという基本的な視点を忘れず、エピペンの保護者用のビデオを見たうえで、保護者とどういうタイミングでエピペンを使用するか、よく一致させることです。保護者がわからなければ、主治医と相談してもらったうえでもう一度はっきりさせます。どういうときに打つかという一般用基準は学会からは表（次ページの資料参照）が示されています。エピペンを打つ前には、救急車を呼んでおくことが大切です（ＡＥＤを使用する前に救急車を呼ぶのと同じですね）。

＊エピペン……エピペンは「アドレナリン（エピネフリン）自己注射薬」の商品名。アナフィラキシーを起こす危険が高く、万一の場合に直ちに医療機関での治療を受けられない状態にある人に対して、医師が事前に処方する自己注射薬。

一般向けエピペン®の適応（日本小児アレルギー学会）

エピペン®が処方されている患者でアナフィラキシーショックを疑う場合、下記の症状が一つでもあれば使用すべきである。

消化器の症状	・繰り返し吐き続ける	・持続する強い（がまんできない）おなかの痛み	
呼吸器の症状	・のどや胸が締め付けられる	・声がかすれる	・犬が吠えるような咳
	・持続する強い咳込み	・ゼーゼーする呼吸	・息がしにくい
全身の症状	・唇や爪が青白い	・脈を触れにくい・不規則	
	・意識がもうろうとしている	・ぐったりしている	・尿や便を漏らす

食物アレルギーによる症状への対応

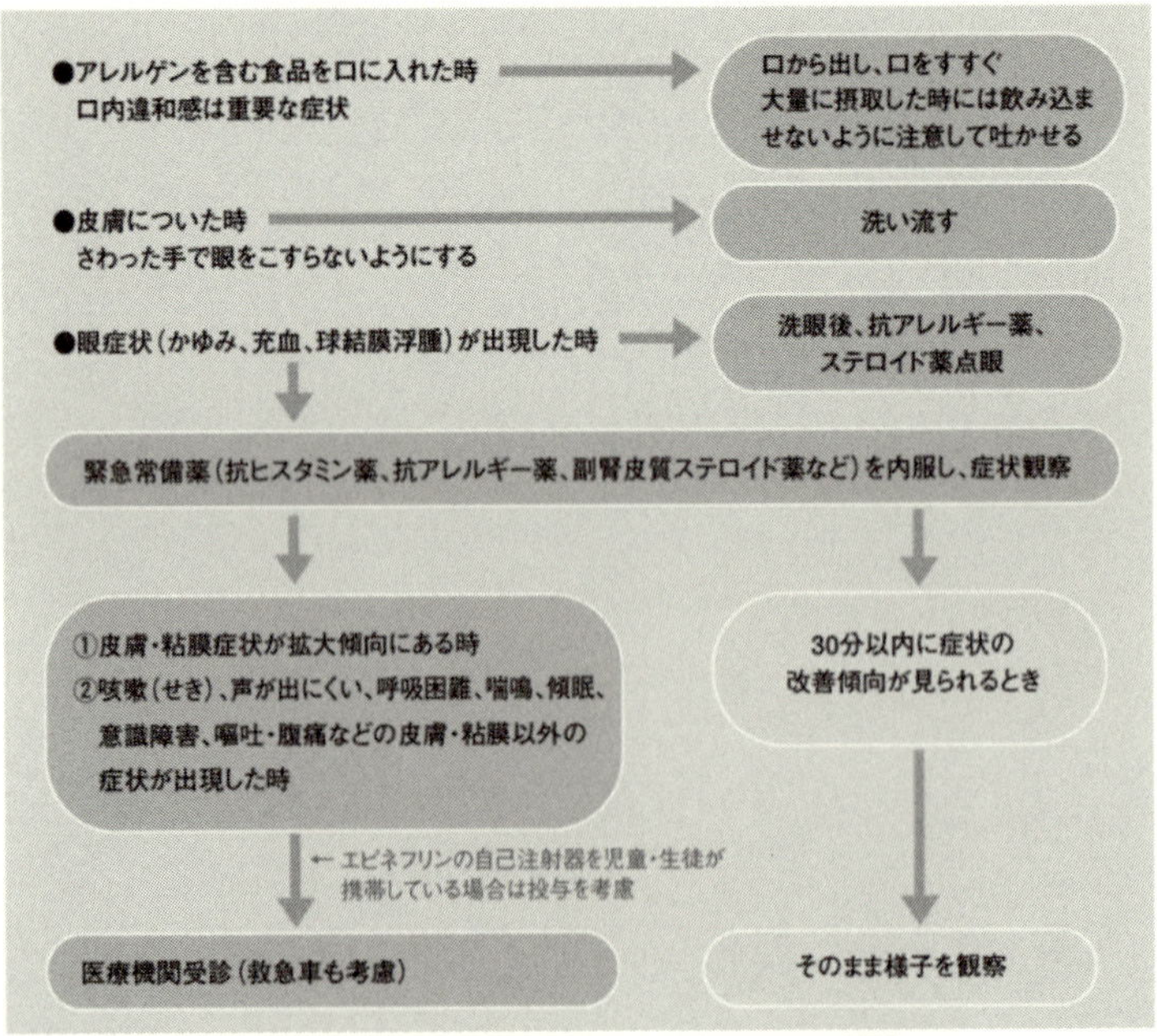

「やさしい食物アレルギーの自己管理」馬場実編　伊藤節子著（医薬ジャーナル社）：2003より一部改変

（日本小児アレルギー学会）

Q８　牛乳をやめてみたけれど、症状が改善しない

４歳の男の子です。アトピーが急にひどくなったため、自分でいろいろと調べたところ、もしかしたら牛乳が原因かもしれないと思うようになりました。近所の漢方の先生からも、牛乳によってからだが冷え、アトピーが悪化すると言われました。そこで約６カ月くらい、牛乳を飲まないよう注意しました。しかし、アトピーはよくなりません。まだ続けるべきかどうか悩んでいます。ちなみに、チーズなどの乳製品は食べています。食物アレルギーはありません。

A　他に原因があると考えられる

４歳でアトピー性皮膚炎が急に悪化する場合、一般的には食物アレルギーは原因として考えにくいと思います。柔軟剤や洗剤の香料、浴用ボディシャンプーの刺激、PM2.5や黄砂、汗による刺激や皮膚のブドウ状球菌《きゅうきん》の感染などが考えられます。牛乳アレルギーが本当にあれば、チーズでも反応することがほとんどですので、牛乳だけやめても効果を期待で

きないと思います。

ただ、アレルギー体質が強い方では、甘いものが好きな場合、腸でカンジダが増殖してカンジダアレルギーを引き起こして、カンジダと共通抗原のあるイーストアレルギーを引き起こしていることがあり、パンを食べると皮膚炎が悪化することがまれにあります。

Q9　米国で禁止になったトランス脂肪酸について

米国でトランス脂肪酸が禁止になったと報道で知りました。日本では禁止されていませんが、料理でトランス脂肪酸の入った具材は使わないほうがよいでしょうか？

A　和食の比重を高める

アメリカは、脂肪の摂取量が日本とくらべて異常に高く、ご指摘の問題も重要です。日本では使い過ぎないように注意が必要ですが、和食中心の食事にするか、比重を高めればいいと思います。

Q10 ハチに刺された経験のある園児。園で注意すべき点は？

ハチに刺されたことのある3歳児が、勤務先の保育園に入ることになりました。2度目は気をつけるよう、病院で言われたとのこと。園ではどのような点に注意をすればよいでしょうか？

A どのような症状が出たか聞き取る

一度目に刺されたときにどのような症状が出たかをよく聞き取ってください。じんましんやぜんそくもあれば、採血して蜂アレルギーの有無をチェックしてもらい、エピペン携帯の是非を病院で判断してもらってください。日本でも、大人も含めると、蜂アレルギーでの死亡例は毎年10人以上あり、食物アレルギーの死亡例よりもずっと高いからです。

Q11 花粉症と果物アレルギーの関係は？

花粉症になると、果物《くだもの》でアレルギーになることもあると聞きました。なぜですか？
また、どんな果物に気をつければよいでしょうか？

A 花粉に含まれる抗原と果物の抗原が共通

花粉に含まれる抗原と果物の抗原（アレルゲン）が共通しているからで、これを食物アレルギーのクラス2と呼んだり、唇《くちびる》が腫《は》れることが多いので口唇《こうしん》アレルギーとか口腔《こうくう》アレルギー（ＯＡＳ＝oral allergy syndrome）と呼んでいます。気をつける果物については一覧表を参考にしてください（左ページ）。

原因の抗原は加熱と胃液の消化酵素に弱いので、生ではダメでも加熱すると大丈夫なのです。たとえば白樺（西日本ではハンノキ）アレルギーがある人がリンゴを生で食べると唇がタラコのように腫れるのに、アップルパイを食べても異常がない、カモガヤアレルギーがある人がメロンを生で食べるとイガイガするのに缶詰だと食べらる、という具合です。

●主な花粉と交差反応性が報告されている果物《くだもの》・野菜

花粉	果物・野菜
シラカンバ	バラ科（リンゴ、西洋ナシ、サクランボ、モモ、スモモ、アンズ、アーモンド）、セリ科（セロリ、ニンジン）、ナス科（ポテト）、マタタビ科（キウイ）、カバノキ科（ヘーゼルナッツ）、ウルシ科（マンゴー）、シシトウガラシ、等
スギ	ナス科（トマト）
ヨモギ	セリ科（セロリ、ニンジン）、ウルシ科（マンゴー）、スパイス、等
イネ科	ウリ科（メロン、スイカ）、ナス科（トマト、ポテト）、マタタビ科（キウイ）、ミカン科（オレンジ）、豆科（ピーナッツ）、等
ブタクサ	ウリ科（メロン、スイカ、カンタロープ、ズッキーニ、キュウリ）、バショウ科（バナナ）、等
プラタナス	カバノキ科（ヘーゼルナッツ）、バラ科（リンゴ）、レタス、トウモロコシ、豆科（ピーナッツ、ヒヨコ豆）

(出典：食物アレルギー診療ガイドライン2012ダイジェスト版、作成：日本小児アレルギー学会食物アレルギー委員会)

※ 表の「シラカンバ」は「白樺」のこと

これまでに交差反応性が報告された花粉と果物・野菜の組み合わせ。しかし、これらの組み合わせは、患者の居住地域に飛散する花粉の種類によって変わりうる。

Q12 グルテンフリーはからだにいいの？

グルテンフリーが健康によい、ダイエット効果があるなどと話題になっていますが、本当にからだによいでのしょうか？

A 栄養のバランスに注意が必要

グルテンは、小麦に含まれる重要なタンパク質で、また、アレルギーの原因抗原でもあります。

グルテンアレルギーとして有名な病気に、ヨーロッパで多いツエーリアック病があり、唯一の治療がグルテンフリーダイエットです。グルテンフリーダイエット食品は実際にそれが必要な患者の量の10倍以上売れていて、問題になっています。ビタミン類微量《びりょう》元素が不足しがちになるので、栄養のバランスに注意が必要なのです。また、自閉症に効くとの意見もありますが、論争中です。

Q13 体調が悪いときのみ、じんましんが出る子の食事は？

解除食のとりくみが順調に進み、平常時には症状が出なくなった園児のことで相談します。体調が悪いと、たまに、じんましんや湿疹《しっしん》が出ます。まだ完全除去が必要でしょうか？

A 体調が悪いときはアレルゲンを控えめに

誰でも体調が悪いときは、アレルギー反応が強く出るものです。体調が悪いときは、アレルゲンは控えめにするほうがいいでしょう。

また、解熱剤や消炎剤をアレルゲンと一緒に飲むとアレルギー反応が強められたり、運動誘発アナフィラキシーが起きることが報告されていますので、注意が必要です。

＊Q＆Aの質問は、月刊『食べもの文化』（芽ばえ社・発行）のアレルギーに関する特集記事や「2015年　食と健康を考えるシンポジウム」（食べもの文化研究会主催）の参加者からいただいたご意見などを参考に編集部で作成しました。

〈9〉 Consensus communication on early peanut introduction and the prevention of peanut allergy in high-risk infants. Fleischer et al. World Allergy Organization Journal (2015) 8:27
〈10〉 Probiotics in primary prevention of atopic disease: a randomised placebo-controlled trial. Marko Kalliomäki et al. Lancet 2001; 357: 1076-79
〈11〉 Probiotic supplementation during pregnancy or infancy for the prevention of asthma and wheeze: systematic review and meta-analysis. Meghan B et al. BMJ. 2013;347:f6471
〈12〉 Traffic pollution is associated with early childhood aeroallergen sensitization. Ann Allergy Asthma Immunol. 2015 Feb;114(2):126-33.
〈13〉 Exposure to allergen and diesel exhaust particles potentiates secondary allergen-specific memory responses, promoting asthma susceptibility.
Brandt EB1 et al. J Allergy Clin Immunol. 2015 Aug;136(2):295-303.e7.
〈14〉 Airborne particulate matter (PM2.5) and the prevalence of allergic conjunctivitis in Japan. Mimura T1et al. Sci Total Environ. 2014 Jul 15;487:493-9.
〈15〉 Particulate matter modifies the association between airborne pollen and daily medical consultations for pollinosis in Tokyo. Konishi et al. Sci Total Environ. 2014 Nov 15;499:125-32.

【参考文献】

(題名 著者名 雑誌名の順で記載しています。)

〈1〉Randomized Trial of Peanut Consumption in infants at Risk for Peanut Allergy. George Du Toit et al. N Engl J Med 2015;372:803-13

〈2〉Food allergy is a matter of geography after all :sesame as a major cause of severe IgE-mediated food allergic reactions among infants and young children in Israel. I.Dalal et al. Allergy 2002:57:362-365

〈3〉Natural history of food allergy in infants and children in Israel. Aaronov D et al. Ann Allergy Asthma Immunol 2008 Dec;101(6):637-40.

〈4〉Peanut and tree nut allergy in children:role of peanut snacks in Israel. Y.Levy et al. Allergy2003:58:1206-1207

〈5〉Atopic dermatits in infants and children in Israel: clinical presentation, allergies and outcome. Rotten M et al. Isr Med Assoc J. 2004 Apr;6(4):209-12.

〈6〉The high prevalence of peanut sensitization in childhood is due to cross-reactivity to pollen. B. Niggemann et al. Allergy 66,7:980-981,2011

〈7〉Factors Associated with the Development of Peanut Allergy in Childhood. Gideon Lack et al. N EnglJ Med 2003;348:977-85

〈8〉Peanut allergy in relation to heredity, maternal diet, and other atopic diseases: results of a questionnaire survey, skin prick testing, and food challenges. Hourihane JO et al. BMJ. 1996 Aug 31;313(7056):518-21.

おわりに

20年ほど前にそもそも新しい医学教育手法として登場したＥＢＭ(evidence based medicine=根拠に基づく医療)は、製薬会社の新薬宣伝手法（従来の薬と新薬のＲＣＴによる比較検討でどちらが良く効くか）に利用され、いつの間にかＲＣＴ（randomized control trial ＝無作為対照試験）のみが科学的であるとすり替えられて教育され、一番大切な事実、患者の事実に基づく医療が軽視される深刻な事態になっています。

そもそも新薬承認にこうしたデータをアメリカのＦＤＡ（Food and Drug Administration ＝アメリカ食品医薬品局）

が要求しただけであって、薬の有効性以外にこの方法論が使えるのかは、はなはだ疑問です。

この本で紹介したピーナッツオイルコーティングスナック「バンバ」を乳児期によく食べるイスラエルでは、はじめて「バンバ」を食べて救急受診する乳児が多いという事実や、ゴマを使ったお菓子「ハルヴァ」をよく食べるためにゴマアレルギーで救急受診する乳児が多いという事実があります。

この事実を無視して、3歳までのイギリスでのピーナッツアレルギーはそれほど多くないと知りながら、小学生を対象にピーナッツアレルギーの頻度《ひんど》をイギリスとイスラエルで比べるなどという詐欺的手法に加えて、すでにピーナッツアレルギーになっている乳児を除外して残りのグループでRCTを実施してピーナッツを早く与えたらピーナッツアレルギーにならないなどの結論を無理やり出しました。

さらに信じられないことに、除去群と与えた群とではピーナッツアレルギーの診断基準が異なり、与えた群では5gの1回投与負荷《ふか》、除去群では徐々に増やして9.4gまで負荷して診断しています。負荷する量が違えば、症状が出る率が異なるのは当然です。

このような子どもをモルモット代わりに使うという倫理的にも問題のある論文が、世界中を闊歩《かっぽ》しているとんでもない事態になっています。

子どもをモルモット代わりに使うこうしたRCTが倫理委員会を通過していること自体が問題で、このような実験をする前に実際データを集めれば、本質は見えてくるはずです。

現状のRCTに基づく報告は詐欺に等しいものが多数入り混じっていることは、ディオバンの事件（高血圧の治療薬の研究データに不正な操作が認められた事件）を見れば明らかです。

この本で紹介した事実から現場の歴史的事実を大切にしていただければ幸いです。

2016年6月

眞鍋　穰

【著者紹介】
眞鍋　穰（まなべ・ゆたか）

京都大学医学部卒。同附属病院小児科、小倉記念病院小児科で研修後、京都大学医学部附属病院小児科で免疫アレルギーを研究。1981 年より同仁会耳原総合病院小児科、小児科部長、病院長などをへて、現在、阪南医療生協診療所所長。社会福祉法人共同保育の会（上野芝陽だまり保育園）理事長。大阪健康福祉短期大学学長、大阪民主医療機関連合会理事。保育所での食物アレルギー対応の他、乳幼児の医療費無料化をはじめ子どもの福祉医療の充実の運動にかかわってきた。子どもの未来の最大の敵・戦争を防ぐため核戦争防止国際医師会議のメンバーでもある。
著書に、『新版　アレルギーなんかこわくない！』（かもがわ出版）、『そうなんだ！アレルギー　しくみと対処法を知る』（新日本出版社）、『改訂　基礎からわかる！　アレルギーの治療と対応』『食物アレルギー　除去と解除の基本』『食物アレルギー　正しい除去と安全な解除』『食物アレルギー　事故の対応と予防』（いずれも、芽ばえ社）他。

イラスト●本田清美
カバーデザイン●020 スタジオ
図表作成 ● 一生社（一部を除く）

間違いだらけの食物アレルギー情報

2016 年 7 月 15 日　第 1 刷発行
2017 年 6 月 1 日　第 2 刷発行

著　者　眞鍋　穰
発行者　奥川　隆
発行所　株式会社 芽ばえ社
　　東京都文京区本郷 3-26-1　本郷宮田ビル 4F
　　TEL 03-3830-0025　FAX 03-3830-0026
　　メールアドレス info@mebaesya.co.jp　ホームページ http://www.mebaesya.co.jp
印刷・製本　株式会社 光陽メディア

ISBN978-4-89579-383-4 C2077

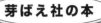

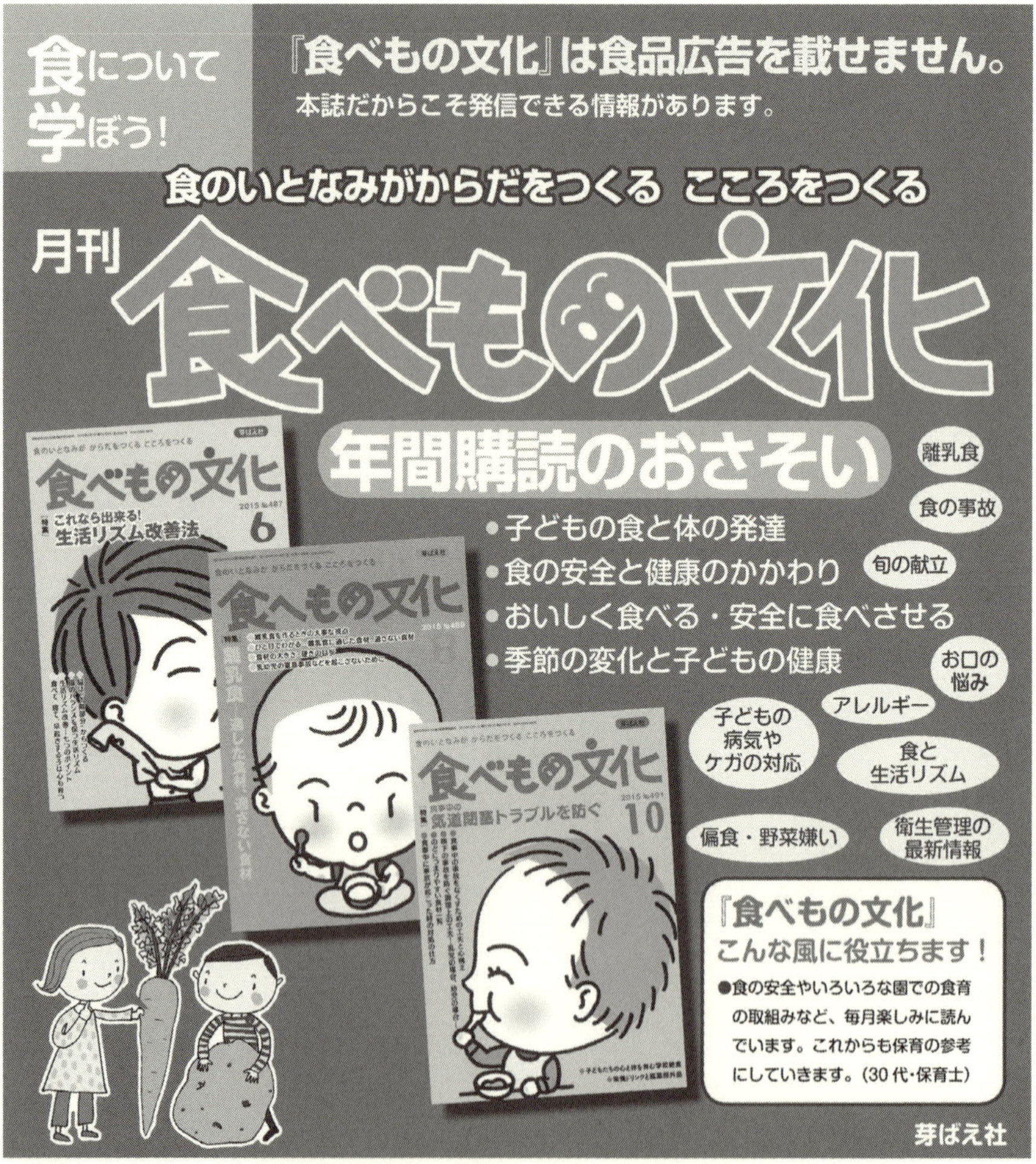

食について学ぼう！
『食べもの文化』は食品広告を載せません。
本誌だからこそ発信できる情報があります。
食のいとなみがからだをつくる　こころをつくる
月刊
食べもの文化
年間購読のおさそい
●子どもの食と体の発達
●食の安全と健康のかかわり
●おいしく食べる・安全に食べさせる
●季節の変化と子どもの健康
離乳食
食の事故
旬の献立
お口の悩み
アレルギー
子どもの病気やケガの対応
食と生活リズム
偏食・野菜嫌い
衛生管理の最新情報
食べもの文化
これなら出来る！生活リズム改善法
6
食べもの文化
食べもの文化
気道閉塞トラブルを防ぐ
10
『食べもの文化』
こんな風に役立ちます！
●食の安全やいろいろな園での食育の取組みなど、毎月楽しみに読んでいます。これからも保育の参考にしていきます。（30代・保育士）
芽ばえ社